CONTRIBUTION A L'ÉTUDE

DE L'ANATOMIE PATHOLOGIQUE

SYRINGOMYÉLIE

NÉVROMES INTRA-MÉDULLAIRES — MAIN SUCCULENTE

PAR

Le D L. BISCHOFSWERDER

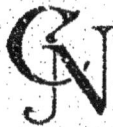

PARIS

G. NAUD, ÉDITEUR

3, RUE RACINE, 3

1902

CONTRIBUTION A L'ÉTUDE

DE L'ANATOMIE PATHOLOGIQUE

DE LA

SYRINGOMYÉLIE

NÉVROMES INTRA-MÉDULLAIRES. — MAIN SUCCULENTE

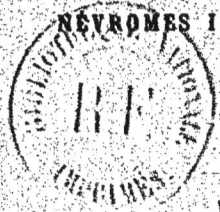

PAR

Le Dr L. BISCHOFSWERDER

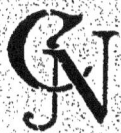

PARIS

C. NAUD, ÉDITEUR

3, RUE RACINE, 3

1902

A MON MAITRE

MONSIEUR LE DOCTEUR PIERRE MARIE

PROFESSEUR AGRÉGÉ A LA FACULTÉ DE MÉDECINE DE PARIS

A MON PRÉSIDENT DE THÈSE

MONSIEUR LE PROFESSEUR JOFFROY

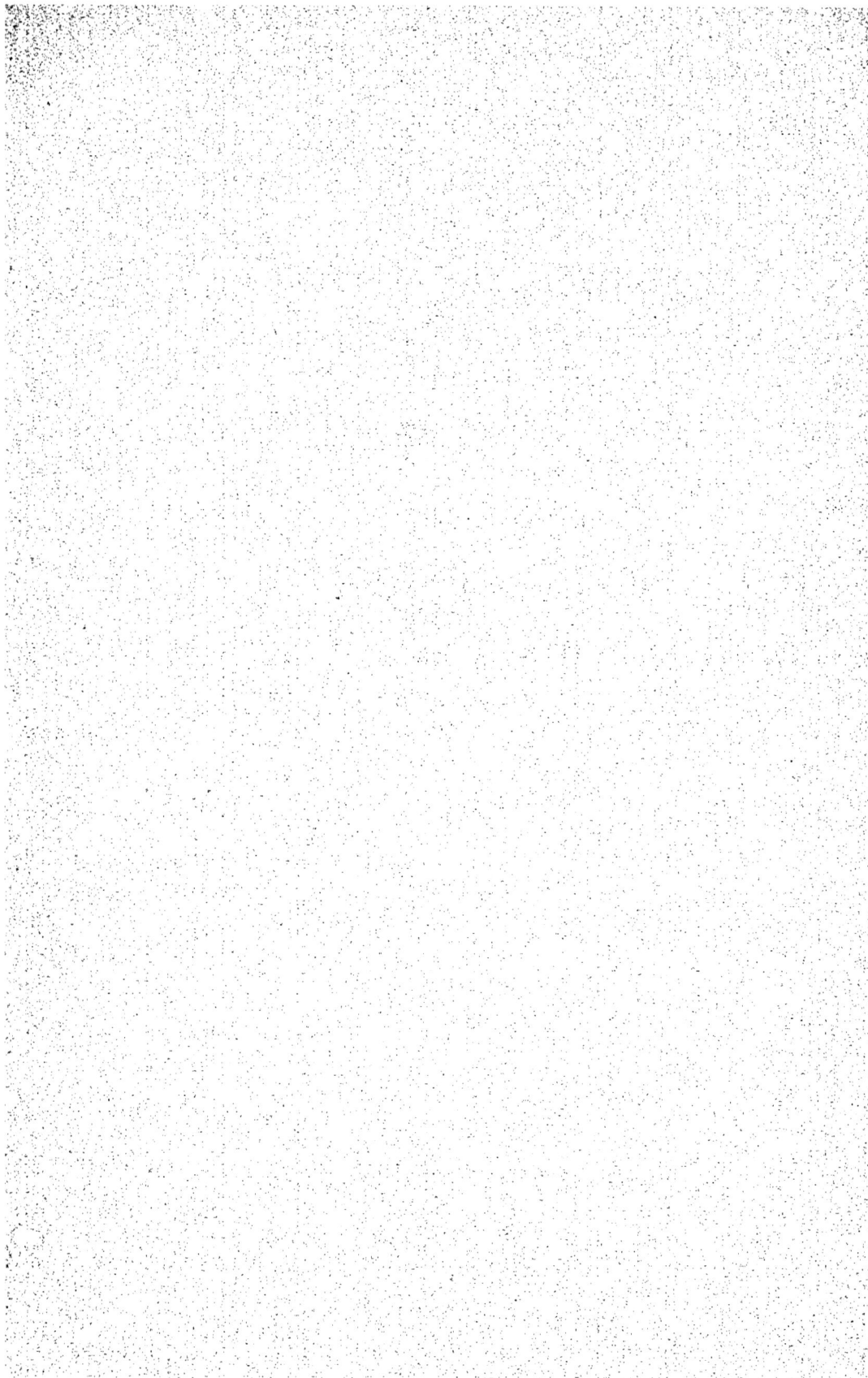

AVANT-PROPOS

Le sujet de cette thèse m'a été inspiré par mon maître, M. le Dr Pierre Marie, qui m'a honoré de sa bienveillance durant tout le séjour que j'ai fait dans son laboratoire.

Il a bien voulu mettre à ma disposition de nombreuses coupes de syringomyélie empruntées à sa collection personnelle et m'a permis de rechercher dans sa bibliothèque les notes bibliographiques dont j'avais besoin. Qu'il me soit donc permis de le remercier ici et de lui exprimer ma respectueuse reconnaissance.

Je dois encore remercier tous mes maîtres d'école et d'hôpital pour leur enseignement théorique et pratique et remercier aussi M. le le Pr Joffroy pour l'honneur qu'il m'a fait en acceptant la présidence de cette thèse.

Je ne saurais oublier le concours obligeant de M. Péchin-mint, interne des hôpitaux, qui a bien voulu m'aider à faire la dissection des nerfs d'un de mes sujets, ni oublier le soin que M. Ricaud, externe des hôpitaux, a apporté à l'exécution de mes dessins, non plus que celui que M. J.-P. Sauget a mis à corriger mon texte. Qu'ils reçoivent l'expression de mes remerciements sincères.

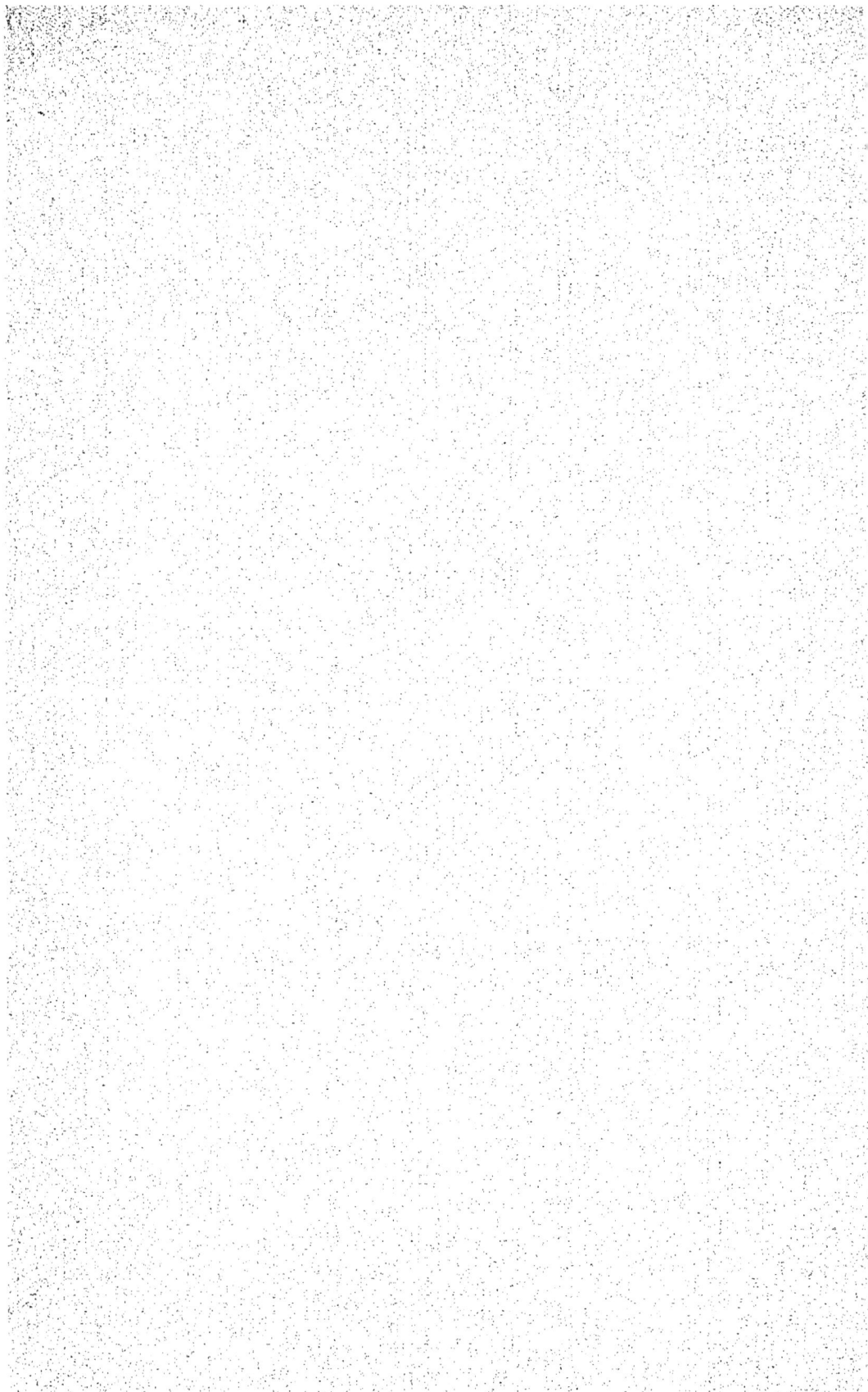

1ᵉʳ CAS. — Gass...

Moelle sacrée. — Le canal de l'épendyme est agrandi.
Son bord est constitué d'un rang de cellules épithéliales entou-
rées d'une zone assez épaisse de tissu névroglique.

La forme du canal central est différente suivant les coupes.
La lumière en est tantôt obstruée dans sa portion antérieure,
tantôt presque dans sa totalité par la prolifération névroglique fibrillaire ou cellulaire. La bordure des cellules épithéliales est, sur certaines coupes, continue, sur d'autres elle est
interrompue par l'envahissement névroglique. Dans ce dernier
cas on voit, par exemple, toute une anse de cellules épithéliales (prolongement étroit du canal central) qui en est séparée par une couche névroglique.

Le tissu névroglique fibrillaire présente une consistance à
peu près égale; sur les coupes où le canal est obstrué, la partie centrale est moins dense que la périphérie. Les cellules
périépendymaires sont groupées aux deux extrémités, antérieure et postérieure du canal central, parfois elles se disper-
sent assez régulièrement sur tout son pourtour. Il faut noter
pourtant que là où la bordure épithéliale est déformée ou disparaît, ces cellules sont plus denses; on aperçoit parfois une
traînée de cellules prenant leur point de départ dans la couche épithéliale elle-même et se dirigeant vers la périphérie de
la couche névroglique. On rencontre dans la masse cellulo-
fibrillaire une portion d'épithélium dont une partie seulement
a conservé son caractère.

La substance grise ne présente rien de particulier, si ce n'est
une très légère raréfaction de ses fibres dans le voisinage du

canal central. Le tissu interstitiel y est hypertrophié par places et continue directement la paroi syringomyélique. Cette dernière possède de nombreux vaisseaux logés, soit sous l'épithélium, soit dans l'épaisseur de la couche névroglique, ou encore à sa périphérie ; ceux de la périphérie sont plus épais is que les vaisseaux profonds et sont parfois en groupes de 4 ou 5 formant pour ainsi dire des îlots vasculaires. L'espace péri-vasculaire est dilaté. Les capillaires de la paroi syringomyélique sont coupés transversalement ou horizontalement, ce qui explique pourquoi on en voit plus sur certaines coupes que sur d'autres.

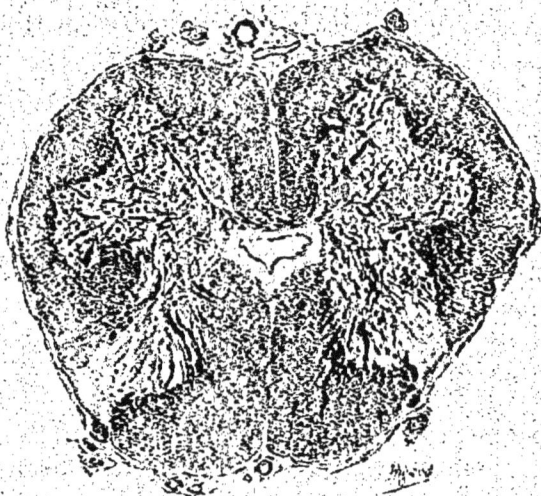

Fig. 1. — IVᵉ lombaire.

IVᵉ lombaire. — Le canal central se dilate subitement dans tous les sens en conservant la forme triangulaire propre à cette région. Il est entouré d'une zone relativement épaisse de tissu cellulo-fibrillaire. Le sommet du triangle s'enfonce à la manière d'un coin entre les cordons postérieurs ; sur certaines coupes il continue la cavité et sur d'autres il est comblé par le tissu névroglique.

L'épithélium recouvre la plus grande partie du canal central. Par places, les cellules épithéliales sont bien ajustées les

unes aux autres et forment une rangée unique ; dans d'autres
points elles perdent leur alignement naturel et on les voit sur
deux ou trois rangs. L'arrangement des cellules n'est plus
régulier, elles se pressent les unes contre les autres, les cellules profondes s'enfonçant entre les cellules du rang superficiel. Quelquefois, au contraire, le rang serré de l'épithélium
cédant à la poussée d'une excroissance fibrillaire, se rompt,
et ses cellules se détachent. Les noyaux des cellules épithéliales s'allongent beaucoup quand elles sont très serrées. Les
cellules périépendymaires sont très nombreuses et se forment
en groupes compacts dans les endroits où la paroi syringomyélique est en prolifération.

Leurs noyaux rappellent ceux des cellules épithéliales. On
rencontre à des points assez éloignés du bord de la cavité des
chaînes de cellules bien ajustées tendues en ligne droite ou
formant de petits cercles : ce sont des restes du revêtement
épithélial, ou invaginations de la cavité, interceptés par l'accroissement du tissu cellulo-fibrillaire. Les cellules périépendymaires ne sont nombreuses que là où l'épithélium fait défaut ou est en voie de déformation. Il semble que ces deux
phénomènes, multiplication des cellules périépendymaires et
modification de l'épithélium, sont intimement liés l'un à l'autre. Sur certaines coupes on voit une traînée compacte de
cellules périépendymaires continuant directement la couche
superficielle d'épithélium et se perdant dans un groupe de
cellules nombreuses à gros noyau ovalaire : c'est une ancienne
anse de l'épithélium. Le tissu névroglique fibrillaire constitue
le fond de la paroi syringomyélique ; au voisinage immédiat
de l'épithélium il forme un réseau plus lâche que dans les
couches profondes. En certains endroits il montre une tendance à un accroissement qui a pour résultat la formation des
bosselures qui font saillie dans la cavité centrale où elles bous-
culent et interrompent la chaîne des cellules épithéliales.
Certaines de ces excroissances névrogliques sont constituées
par un réseau lâche, d'autres de faisceaux névrogliques compacts.

Il est à remarquer que dans le premier cas les cellules péri-épendymaires font défaut ; dans le second cas, au contraire, elles sont nombreuses. Le tissu fibrillaire devient plus dense au voisinage des vaisseaux. A côté, ou même au milieu des bosselures gliomateuses, on rencontre des capillaires bourrés de globules sanguins. Souvent, à la place de vaisseaux, on ne trouve que des amas de pigments ou de globules sanguins libres. Plus le tissu fibrillaire est dense, moins on y trouve de vaisseaux, ils se présentent en coupe transversale ou longitudinale et tous sont remplis de sang. Un certain nombre d'entre eux sont situés dans la zone lâche du tissu fibrillaire, près de l'épithélium, d'autres se trouvent à la périphérie de la paroi syringomyélique. Les vaisseaux périphériques ont leur paroi épaissie et sont logés dans le tissu néoplasique lui-même ou en sont séparés par de rares fibres de la substance blanche ou de la substance grise. Le tissu névroglique a une tendance à s'introduire entre ces fibres et à les écarter du reste de la masse nerveuse. Autour de la néoplasie centrale et surtout près de la commissure blanche antérieure, les vaisseaux sont comparativement plus nombreux que dans le reste de la coupe. Les veines et artères sont contenues dans une masse fibreuse qui n'est autre chose que la tunique externe hypertrophiée. Les espaces périvasculaires sont partout dilatés et contiennent des cellules libres en petit nombre.

Sur d'autres parties de ces coupes tout est à peu près normal, ni les fibres ou cellules nerveuses, ni les vaisseaux ne semblent souffrir du voisinage de l'hyperplasie névroglique. Celles des fibres nerveuses qui sont déjà englobées dans la masse névroglique centrale ne présentent en général aucune altération, sauf quelques-unes qui sont décolorés, variqueuses ou épaissies ; un grand nombre ont évidemment disparu.

La commissure grise postérieure est réduite sur toutes les coupes à un faisceau très grêle de fibres qui contournent le prolongement postérieur de la paroi syringomyélique et qui par ce fait décrivent une courbe très prononcée en s'enfonçant profondément entre les sommets des cordons postérieurs. Ces fibres ne présentent pas d'altérations. Vers la 2ᵉ *lombaire* la cavité est encore de forme triangulaire, sa paroi néoplasique est très mince et s'il n'y avait par places des phénomènes de prolifération un peu plus intense on pourrait croire à un canal hydromyélique. L'épithélium persiste et n'est interrompu que par places. Dans les angles de la base, il forme de nombreux replis couvrant des papilles fibrillaires. Au pied de chaque villosité on trouve un vaisseau rempli de sang ; d'ailleurs toute la couche néoplasique est richement pourvue de capillaires. Dans la substance grise et surtout dans les cornes antérieures on voit de nombreux vaisseaux à parois épaisses, dont l'espace périvasculaire est très dilaté.

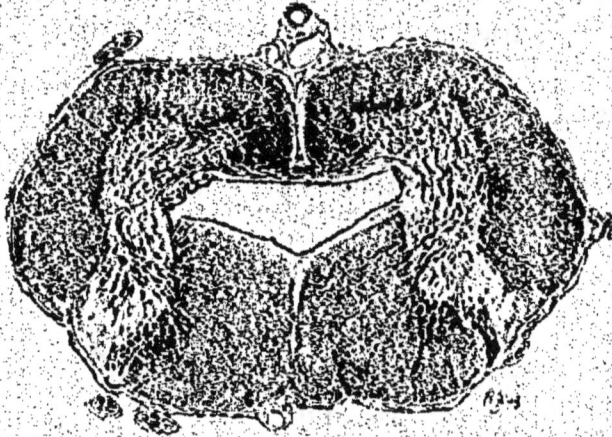

Fig. 2. — 1ʳᵉ lombaire.

Iʳᵉ *lombaire.* — La cavité est centrale et symétriquement développée des deux côtés de la moelle. Dans le sens transversal elle occupe la moitié du diamètre total de la coupe. Sa paroi névroglique est très mince par rapport à la grandeur de la cavité et est recouverte presque partout par l'épithélium qu'interrompent parfois des excroissances névrogliques fibrillaires faisant saillie dans la cavité. Les cellules, en général, forment une rangée unique, dans certaines parties elles en forment deux ou trois, parfois même, en raison de leur multiplication, elles constituent un amas irrégulier. Dans les deux extrémités latérales de la cavité, il y a de nombreuses villosités comme dans la coupe précédente. A droite les villosités sont moins nombreuses qu'à gauche, par contre les cellules péri-épendymaires y sont plus nombreuses. Cela s'explique par la disparition des culs-de-sac épithéliaux qui sont envahis et comblés par le tissu névroglique fibrillaire. Les cellules à gros noyaux, ovalaires ne sont autres que les anciennes cellules épithéliales; la preuve en est, à part l'identité absolue (structure et forme) des deux genres de cellules, en ce fait que l'on rencontre des villosités épithéliales dont le fond est représenté par un amas désordonné de cellules périépendymaires. Quand un cul-de-sac disparaît, les deux extrémités de l'épithélium se rapprochent et sa continuité se rétablit.

Les cellules périépendymaires sont rares au niveau des points où le revêtement épithélial est constitué par un seul rang de cellules et plus nombreuses là où l'épithélium est stratifié, surtout dans le voisinage des villosités en face du sillon médian antérieur et du septum médian postérieur. Dans ces mêmes endroits la vascularisation est plus riche.

De nombreux vaisseaux altérés se trouvent à la périphérie de la paroi syringomyélique, quelquefois ils se réunissent en groupe. Dans la masse fibrillaire des villosités, il y a toujours des petits vaisseaux. Quelquefois, ils pénètrent immédiatement sous l'épithélium et le repoussent dans la cavité. Dans la paroi syringomyélique on rencontre également des vestiges de vaisseaux dégénérés.

XII⁰ dorsale. — La cavité centrale et sa paroi néoplasique ne diffèrent pas des coupes précédentes. A l'extrémité droite de la cavité il y a raréfaction du tissu névroglique et de la substance grise. Dans le voisinage de ce foyer raréfié on voit des vaisseaux épaissis avec dilatation très marquée des espaces lymphatiques. Ces vaisseaux sont perméables comme ils le sont sur toutes les hauteurs étudiées jusqu'ici. Le tissu névroglique épaissi qui entoure d'habitude les vaisseaux disparaît au point où ceux-ci entrent en contact avec le foyer de raréfaction. Parfois la couche névroglique qui sépare deux vaisseaux voisins a tendance à disparaître, de sorte que les deux espaces périvasculaires se fondent en un seul. Dans le foyer raréfié il y a quelques fibres névrogliques, quelques cellules à gros noyaux ovalaires, des globules sanguins et de nombreux vaisseaux capillaires dont les parois sont altérées. Sur la limite de ce foyer, on voit des vaisseaux à paroi vitreuse ; des fibres nerveuses de la substance grise qui le traversaient, il ne reste que des débris myéliniques difformes.

Les cellules de la colonne de Clarke qui se trouvent dans le voisinage du foyer raréfié ne sont pas très altérées, certaines pourtant sont aplaties, mais leur noyau a conservé un contour net et normal. Ces cellules sont, à droite, très peu nombreuses et sur quelques coupes ont disparu complètement. Au voisinage immédiat de la masse gliomateuse les fibres des sommets des cordons postérieurs sont raréfiées.

Les coupes sont pleines de corpuscules amylacés. Parmi les vaisseaux spinaux postérieurs, médians et latéraux, il en est dont la paroi a subi la dégénérescence hyaline.

XIᵉ dorsale. — Le diamètre du canal central diminue, sa paroi gliomateuse ne présente d'épaississement qu'aux deux extrémités latérales et au niveau du septum médian postérieur ; partout ailleurs elle est très mince. Une couche unique d'épithélium recouvre presque toute la cavité et n'est interrompue qu'en quelques points saillants. Les cellules périépendymaires sont de plusieurs sortes, les unes possèdent un noyau clair, gros, rond ou ovalaire, semblables à ceux des cellules épithéliales, les autres ont un noyau foncé, opaque, petit et rond. Ces cellules, d'un nombre à peu près égal, sont intimement mélangées. Le tissu névroglique fibrillaire forme un réseau raréfié immédiatement sous l'épithélium, et sur le bord de la cavité où celui-ci fait défaut, il renferme sur certaines coupes des portions d'épithélium et de nombreux vaisseaux de petit calibre dont l'espace lymphatique est dilaté et contient des cellules migratrices. Où il y a raréfaction du réseau fibrillaire, les cellules périépendymaires sont peu nombreuses, leur structure est modifiée ; par exemple, leur protoplasma est gonflé et leur noyau, augmenté de volume, perd sa forme régulièrement ovalaire. La coloration de ces cellules altérées est de moins en moins intense, à tel point qu'elles arrivent à former des glomérules homogènes très pâles. Il n'y a pas de proportion entre l'épaisseur de la paroi syringomyélique et le nombre des cellules périépendymaires, elles sont plus nombreuses dans la paroi antérieure qui est la plus mince. Il semble que le progrès de l'hyperplasie fibrillaire provoque une dispersion régulière et uniforme de ces cellules. Les vaisseaux sont nombreux, leur disposition sous-épithéliale et périgliomateuse est telle que nous l'avons déjà décrite. On en rencontre aussi dans l'épaisseur même de la paroi syringomyélique. On peut croire que ces vaisseaux profonds étaient, dans un stade antérieur, sous-épithéliaux, car ils ont conservé la même disposition linéaire.

En plein tissu gliomateux, presque sous l'épithélium, on rencontre des parcelles de fibres myéliniques. Sur certaines coupes les fibres de la commissure grise postérieure sont repoussées dans la profondeur du tissu néoplasique par un grand vaisseau à paroi épaisse. Il est probable que celles des fibres nerveuses qui sont bien colorées et bien constituées n'ont pas perdu leur rôle physiologique malgré leur séjour dans la masse névroglique ; un grand nombre ont pourtant disparu.

La commissure postérieure est représentée par de rares fibres qu'il est difficile de bien voir. Les cellules de la colonne de Clarke sont nombreuses, sur quelques coupes elles sont atrophiées ou en voie de décomposition. Les fibres nerveuses y sont rares. Elles le sont aussi au point de contact des cordons postérieurs et de la paroi syringomyélique et sur une certaine étendue du septum médian postérieur. Le tissu interstitiel est plus développé là où il y a disparition des fibres nerveuses ; dans les cordons postérieurs il est d'autant plus riche qu'on se trouve plus près du sillon médian postérieur d'un côté et de la paroi syringomyélique de l'autre.

Dans la pie-mère de nombreux petits vaisseaux ont subi la

dégénérescence hyaline. Les gros vaisseaux du sillon médian antérieur sont dilatés et pleins de sang ; un d'entre eux, situé au fond du sillon, est transformé en bloc fibreux. — Toute la coupe est pleine de corpuscules amylacés.

Les racines antérieures possèdent un grand nombre de fibres normales et bien colorées ; mais il en est qui sont altérées : chez les unes la myéline ne se colore pas, chez d'autres elle est colorée mais fragmentée, le cylindraxe de certaines est coloré mais angulaire ou aplati. Le tissu interstitiel est augmenté. Il y a des vaisseaux dégénérés. — Les racines postérieures sont à peu près dans le même état.

X⁰ dorsale. — La configuration de la cavité varie presque d'une coupe à l'autre tandis que la limite externe de sa paroi gliomateuse, nettement tranchée, est toujours la même. La formation néoplasique est ici plus épaisse que sur les hauteurs précédentes. Sur certaines coupes c'est presque une tumeur massive. La paroi antérieure reste pourtant assez mince d'où on peut conclure que c'est aux dépens de la paroi postérieure et des parties latérales que s'est produit l'accroissement des tissus.

La cavité centrale est parfois unique, mais il arrive qu'à sa place on en voit deux, trois ou même quatre ; la forme et les dimensions de ces cavités sont variables ; elles sont toutes revêtues d'une couche d'épithélium qui, sur certains points, est stratifié. Sur plusieurs coupes des amas de cellules épépendymaires font corps avec l'épithélium, sur une entre autres, ce fait s'observe très bien et on peut saisir sur le vif la division d'une cavité qui se dédouble (fig. 3) : un amas de cellules épépendymaires (anciennes épithéliales) fait irruption dans la cavité et en relie les deux parois. Sur une autre coupe ces deux cavités n'en font encore qu'une.

Le tissu fibrillaire sous-épithélial est lâche en général et l'est également entre les petites cavités secondaires, il contient peu de cellules, mais un assez grand nombre de capillaires. Les cellules épépendymaires n'affectent pas de groupement spécial autour des gros vaisseaux, mais elles ont une tendance à se réunir autour des capillaires.

Les vaisseaux de la masse gliomateuse sont nombreux, surtout les capillaires qui sont pleins de sang ; à sa périphérie on en voit beaucoup dont la paroi est épaissie et l'espace lymphatique dilaté. Entre la zone névroglique périvasculaire et le vaisseau lui-même, à travers l'espace lymphatique, on voit un réseau très fin de fibres névrogliques. Les parois vasculaires sont souvent altérées jusqu'à devenir amorphes, une autre lésion consiste en ceci, que le vaisseau s'entoure d'une vaste

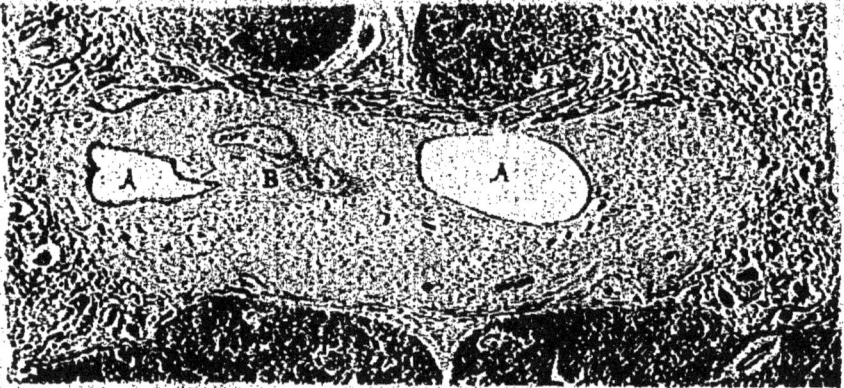

Fig. 3. — Substance gliomateuse centrale. A. Cavités avec leur bordure épithéliales. B. Cavité originelle en voie de division par l'envahissement des cellules périépendymaire.

zone de tissu conjonctif contenant des cellules fixes. — Autour de chaque cavité secondaire, et sous l'épithélium, on voit des vaisseaux qui l'accompagnent fidèlement dans toutes ses évolutions. Ces capillaires ne sont pas épaissis. Il leur arrive après un certain parcours sur un plan horizontal de disparaître et on ne suit plus leur continuation que par une traînée de tissu fibrillaire lâche et clair qui leur servait de gouttière avant leur disparition.

De la commissure grise il ne reste que quelques fibres nerveuses. Dans la commissure blanche antérieure on trouve beaucoup de petits vaisseaux épaissis. Les lésions des cordons postérieurs sont les mêmes que précédemment. Le sillon mé-

n antérieur et les vaisseaux qu'il contient sont dilatés;
rmi les racines antérieures il en est plusieurs qui contien-
nt des vaisseaux dont la dilatation anormale est tout à fait
proportionnée au diamètre de ces racines.

IX. dorsale. — La néoplasie névroglique centrale est ou
ine, ou creusée par une ou deux cavités dont une est petite,
l'autre grande, couvertes d'épithélium presque partout.
tour de la petite cavité les cellules épithéliales sont parfois
lement multipliées qu'elles la comblent tout à fait en for-
ant un amas de cellules à gros noyaux ronds ou ovalaires.
ans l'intérieur des cavités, le long de la couche épithéliale,
voit des globules sanguins et des débris de cellules morti-
es (probablement épithéliales). L'épithélium est interrompu,
plutôt ses cellules sont très aplaties et espacées, là où la
asse fibrillaire fait saillie dans la cavité. — Les cellules pé-
épendymaires, qui sont nombreuses, ne sont pas toujours
proportion avec la croissance des tissus ; ainsi, par exemple,
saillie fibrillaire qui repousse l'épithélium est pauvre en
ellules. La consistance du tissu fibrillaire varie selon les
oupes, il présente parfois des foyers de raréfaction, de pré-
rence (quand il est en voie de croissance) immédiatement
us l'épithélium. Il y a un certain rapport entre la consis-
ance des tissus et les vaisseaux : chacun de ceux-ci, qui sont
e moyen calibre, est entouré d'une zone dense qui est tantôt
brillaire et tantôt cellulaire. Notons en passant qu'un grand
ombre de fibres névrogliques se sont colorées par la méthode
e Weigert en noir ou en bleu foncé, nous ne savons pour-
uoi ; ajoutons que ces fibres sont très épaisses et variqueuses.
Les vaisseaux qui sont nombreux sont très altérés. Les
issus en état de croissance, comme par exemple la saillie
brillaire dont nous avons déjà parlé, sont accompagnés de
apillaires verticaux ou horizontaux à paroi non épaissie,
resque invisible. Autour de l'épithélium on voit des capil-
aires sains, d'autres, dont la paroi est épaissie, qui ont l'air
e ne plus fonctionner, malgré leur perméabilité ; à côté de

ceux-ci, d'autres, de calibre moyen, perméables, mais dont la paroi complètement dégénérée est en voie de dissolution. Dans l'épaisseur et à la périphérie de la masse gliomateuse, on rencontre des vaisseaux dont la tunique externe est très irrégulièrement épaissie et autour desquels on voit des cellules fixes du tissu conjonctif. Du côté droit, près d'un foyer de raréfaction de la substance grise, il y a un paquet de cinq ou six vaisseaux qui sont logés dans une masse fibreuse commune formée par la fusion de leurs tuniques externes hypertrophiées. Le tissu gliomateux contient des globules sanguins disséminés et des amas quelquefois assez considérables de pigments sanguins.

La substance grise, du côté droit, présente un foyer de raréfaction qui s'étend jusqu'à la substance blanche et dans lequel on voit un réseau fibrillaire lâche qui contient des capillaires épaissis, imperméables, difformes et décolorés : autour de ce foyer, les vaisseaux sont perméables, mais épaissis et dégénérés. Il n'y a pas trace de cellules migratrices. En un mot, c'est un foyer de désintégration consécutive aux altérations multiples des vaisseaux. La colonne de Clarke droite est, elle aussi, comprise dans ce foyer, du côté gauche elle est normale. La commissure grise postérieure n'existe presque pas. La commissure blanche antérieure est en partie envahie par la prolifération névroglique. Dans le faisceau pyramidal direct gauche et au voisinage de la substance grise, il y a un petit foyer de sclérose. Les lésions des cordons postérieurs sont toujours les mêmes.

La coupe est pleine de corpuscules amylacés.

VIIIᵉ dorsale. — La paroi syringomyélique est très épaisse à gauche et très mince à droite, où elle n'est constituée que par l'épithélium et une couche névroglique négligeable, richement vascularisée. L'épithélium recouvre presque toute la cavité. A droite il est multistratifié, à gauche, où il y a foyer de raréfaction, il disparaît avec les autres éléments. Les cellules périépendymaires sont disséminées plus ou moins régulièrement, elles se réunissent quelquefois en groupe compact autour d'un capillaire à peine visible. Une grande partie de la névroglie fibrillaire est colorée en gris très foncé, presque noir, par la méthode de Weigert. Ce tissu présente dans plusieurs endroits des foyers de raréfaction cellulo-fibrillaire, notamment dans le voisinage immédiat ou presque immédiat de l'épithélium. On y trouve les débris de différents éléments : globules sanguins, capillaires dégénérés, fibres nerveuses. En un certain point on trouve au milieu du tissu raréfié des capillaires pleins de sang. Dans la masse névroglique compacte on voit parfois des petites masses homogènes, ce sont probablement les restes de vaisseaux altérés. Les capillaires sont nombreux et beaucoup d'entre eux sont épaissis. Les vaisseaux de moyen calibre sont entourés d'une atmosphère fibreuse qui provient de l'hypertrophie de la tunique externe de leur paroi.

La substance grise, auprès de la paroi syringomyélique, est riche en vaisseaux altérés. Au niveau des cordons postérieurs la néoplasie se délimite nettement, à gauche elle se confond avec le tissu interstitiel voisin, qui est épaissi. La substance blanche est parsemée de petites lacunes régulièrement rondes, sans parois propres.

VII° dorsale. — Dans la cavité l'épithélium a presque complètement disparu, on voit de multiples invaginations de la couche sous-épithéliale (tissu fibrillaire lâche et vaisseaux) qui en étaient recouvertes. La masse du tissu fibrillaire, compacte en certains endroits, est parcourue par un ruban sinueux de tissu lâche, presque amorphe et luisant, contenant par places des vaisseaux : ce sont des invaginations qui constituaient probablement autrefois la superficie de la cavité et qui s'en sont éloignées par suite de la végétation des parties voisines. Les cellules périépendymaires sont disséminées partout et ne se groupent pas autour des vaisseaux. Beaucoup de fibres névrogliques sont colorées en noir par la méthode de Weigert. Sur plusieurs coupes, on voit au bord de la cavité des petits groupes de capillaires dilatés, mais non épaissis, logés dans un tissu fibrillaire lâche : ceci nous paraît l'indice d'un travail de néoformation.

Ce qui nous frappe sur les coupes de cette hauteur, c'est la très riche vascularisation de la substance grise : elle est criblée de vaisseaux épaissis, dilatés et qui sont par places tout à fait dégénérés et imperméables. Ce phénomène est plus accentué à gauche qu'à droite.

VIᵉ dorsale. — Le bord de la cavité est tapissé sur sa plus grande étendue d'une mince couche de tissu hyalin d'un trajet très sinueux ; par places, les cellules épithéliales, très aplaties, passent par-dessus les sommets des villosités ainsi formées. La zone hyaline contient de nombreux vaisseaux perméables et aptes à remplir leur fonction. Parfois cette bande dégénérée superficielle fait une incursion dans l'épaisseur du tissu névroglique compact et renferme un capillaire horizontal qui semble lui servir de canal central. Dans d'autres points on voit un placard hyalin et en son milieu des vaisseaux réduits à de simples lacunes dont les parois sont infimement confondues avec le tissu environnant. Ailleurs plusieurs vaisseaux forment un groupe situé dans une atmosphère fibreuse de dimension énorme qui leur est commune et qui résulte de la fusion des tuniques externes hypertrophiées. Autour de cet îlot fibro-vasculaire, le tissu névroglique commence à dégénérer. Il nous semble que dans les phénomènes de dégénérescence ci-dessus décrits, et tout particulièrement dans la formation de la bande hyaline sinueuse, les vaisseaux ont joué un rôle actif et nous croyons que le tissu dégénéré est constitué d'éléments provenant autant du tissu névroglique que des vaisseaux altérés.

La cinquième dorsale ressemble beaucoup à la précédente.

IVᵉ dorsale. — La cavité centrale et sa paroi néoplasique sont à peu près les mêmes qu'aux hauteurs précédentes. La

substance grise, malgré la grandeur du diamètre de la cavité,
n'est pas très atteinte. Les deux colonnes de Clarke sont dé-
placées, très altérées et presque dépourvues de cellules.

La paroi syringomyélique est nettement délimitée à sa périphérie sauf au contact de la substance grise, à gauche, où
elle se confond avec le tissu interstitiel voisin hypertrophié.
La cavité est bordée de nombreuses papilles, l'épithélium qui
les recouvrait et qui formait les invaginations a disparu. Presque toute la moitié droite de la cavité est tapissée d'épithélium bien conservé. — Les excroissances fibrillaires contiennent toujours un vaisseau à leur centre. A droite, la substance
gliomateuse présente un foyer de raréfaction contenant différents débris, tels que capillaires perméables et lambeaux épi-

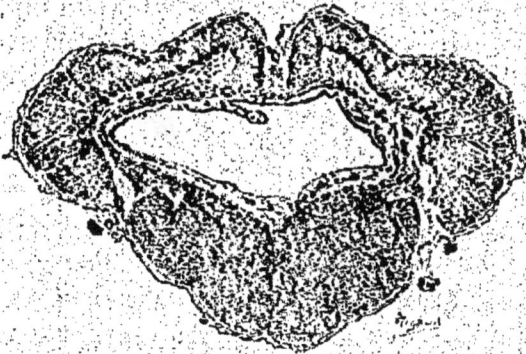

Fig. 4. — IV° dorsale.

théliaux. L'épithélium recouvre en totalité ce foyer qui, sur
certaines coupes, diminue de telle sorte que la cavité centrale
s'agrandit ; mais quel que soit le diamètre, pourtant variable,
de la cavité, l'épithélium reste intact ; ce qui prouve qu'il est
en état de remaniement continuel.

Dans les cordons latéraux il y a une zone de sclérose avec
raréfaction des fibres nerveuses qui, sous forme de bande
étroite, contourne les parties antérieures de la substance grise.
Elle en est séparée pourtant par une couche compacte de
substance blanche.

IIIe dorsale. — L'épithélium est conservé par places. La néoplasie gliomateuse est toujours assez nettement délimitée à sa périphérie, mais sa configuration est très variable du côté de la cavité. Dans cette série de coupes on peut observer le mode d'évolution de la néoplasie. Sur certaines, au niveau de la commissure blanche, on voit un petit mamelon gliomateux ayant en son centre des vaisseaux, il soulève légèrement l'épithélium ; sur d'autres, ce même mamelon devient beaucoup plus volumineux, puis s'étrangle à la base. L'épithélium, au niveau de l'étranglement, prolifère intensivement et perd son arrangement linéaire, ses cellules se tassent vers le centre du

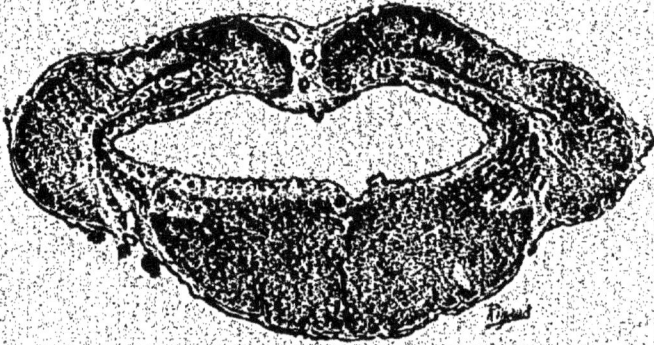

Fig. 5. — IIIe dorsale.

bourgeon et le remplissent en se groupant autour des vaisseaux. Enfin, ce bourgeon, tout en restant à la même place, se détache tout à fait de la paroi. Sa structure est un peu modifiée, l'épithélium qui l'entoure de tous côtés subit la dégénérescence granuleuse, les vaisseaux dégénèrent eux aussi et les cellules à gros noyaux disparaissent. L'épithélium de la paroi se referme derrière le bourgeon détaché. — Du côté de la paroi postérieure, assez loin dans la cavité, nous voyons une autre excroissance dépourvue d'épithélium, qui décroît rapidement par dégénérescence des vaisseaux et de ses autres éléments. A sa place, lorsqu'elle a disparu, on ne trouve plus qu'un groupe d'îlots gliomateux indépendants qui renferment chacun un vaisseau.

Sur une longue étendue de la paroi syringomyélique on voit de nombreuses papilles bordées d'un ruban festonné de tissu fibrillaire lâche, mal coloré et en voie de dégénérescence, qui renferme de temps à autre des restes de capillaires dégénérés ou des capillaires parfaitement perméables. Par-dessus les sommets des sinuosités est tendue une mince membrane formée par une couche unique de cellules très espacées et allongées qui ne sont autre chose que des cellules épithéliales très distendues.

Les commissures grises n'existent pas, la commissure blanche a presque disparu et a cédé la place au tissu gliomateux et aux vaisseaux. Le reste de la substance grise se présente comme sur les hauteurs précédentes. Dans la substance blanche, des deux côtés, on retrouve les bandes de sclérose déjà mentionnées, mais plus accentuées encore ; elles sont séparées de la substance grise par une zone assez compacte de substance blanche non dégénérée.

IIe dorsale. — La cavité s'étend transversalement d'un cordon latéral à l'autre et est recouverte de longs fragments d'épithélium. Par places, où la couche névroglique sous-ja-

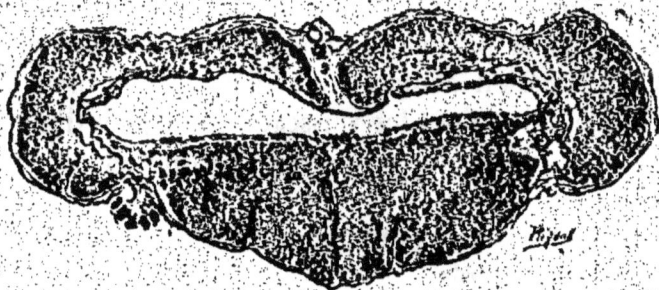

Fig. 6. — IIe dorsale.

cente est raréfiée et dépourvue de vaisseaux, on voit l'épithélium s'amincir graduellement, les cellules s'espacer et s'allonger latéralement : c'est ainsi que se forme cette mince membrane que nous avons vue plus haut s'interposer entre les papilles et la cavité.

La paroi gliomateuse de la cavité est mince en général, elle est un peu plus épaisse et compacte le long des cordons postérieurs où elle est nettement délimitée, en cet endroit elle ne renferme que peu de vaisseaux, situés pour la plupart à sa périphérie.

On y voit des foyers sous-épithéliaux de raréfaction dépourvus de vaisseaux. — Sur les côtés, la paroi est constituée par de minces bandes compactes de tissu cellulo-fibrillaire criblées et rongées par d'innombrables vaisseaux qui tous baignent dans une atmosphère fibreuse serrée et large. Ces vaisseaux se tassent de plus en plus, dissocient le tissu névroglique fondamental et l'écrasent entre leurs parois. En dehors de la paroi syringomyélique compacte, faisant mur autour de la cavité centrale, on voit des deux côtés des foyers sclérotiques lacuneux qui s'étendent de la tête des cornes antérieures jusqu'aux cornes postérieures. Ces foyers, qui entament la substance blanche des cordons antéro-latéraux, sont eux aussi criblés de vaisseaux dégénérés ; de sorte que la paroi syringomyélique se trouve entre deux zones de dégénération ; une interne, du côté de la cavité, l'autre externe, du côté de la substance blanche. — En avant, au niveau du sillon médian antérieur, la paroi possède de nombreux vaisseaux sous-épithéliaux. Elle est en contact immédiat avec le tissu fibreux qui comble le sillon dont les vaisseaux multipliés d'une façon anormale ont subi la dégénérescence hyaline et ne sont pas colorés du tout ; ceux d'entre eux qui, se trouvant à la périphérie, ne sont pas en contact immédiat avec le tissu gliomateux ne sont pas altérés.

De la substance grise il ne reste que quelques faisceaux isolés au niveau des parties postéro-latérales de la paroi syringomyélique. Tout le reste a disparu, les commissures blanches mêmes sont remplacées par une couche névroglique riche en éléments cellulaires. Des cornes antérieures il n'est resté que de minimes parties où l'on voit une ou deux cellules nerveuses altérées. Les cornes postérieures n'existent pas.

Les parties profondes des cordons antéro-latéraux, des

faisceaux cérébelleux directs et de Gowers sont ou détruites
ou envahies par la sclérose. Les cordons postérieurs sont tout
à fait normaux, — La pie-mère est un peu épaissie, elle contient beaucoup de vaisseaux et surtout de veines dilatées et
dégénérées. — Les racines postérieures ne sont pas très atteintes. Les racines antérieures gauches sont très altérées, il
y a disparition des fibres nerveuses, sclérose interstitielle très
marquée, dégénérescence des artères et dilatation des veines.
Du côté droit elles sont très atrophiées.

Ire dorsale. — A l'œil nu, sur cette hauteur, on ne voit

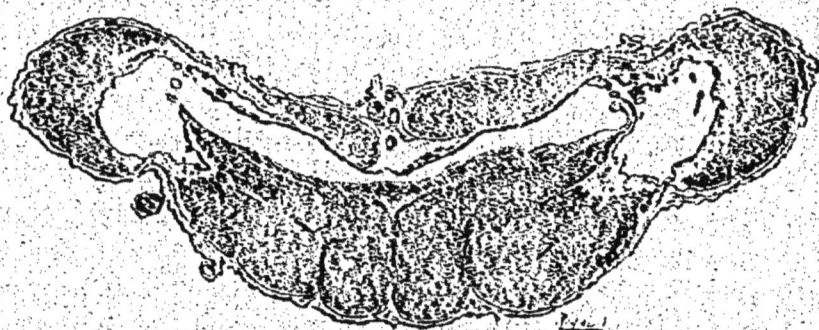

Fig. 7. — Ire dorsale.

que la substance blanche et la cavité centrale dont la paroi
gliomateuse est à peine visible.

Le tissu névroglique, dense, et couvert sur une petite étendue d'épithélium, longe les cordons postérieurs. Partout
ailleurs il ne reste que des débris plus ou moins altérés de la
paroi syringomyélique. La cavité est remplie dans sa partie
centrale et dans ses parties latérales d'îlots gliomateux, chacun
d'eux contient un ou plusieurs vaisseaux épaissis et entourés
de tissu fibreux. Parfois l'îlot est envahi et remplacé par un
paquet fibreux périvasculaire.

En regard du sillon médian antérieur il n'y a que l'épithélium qui persiste, il entre en contact direct avec le tissu

fibreux dégénéré et richement vascularisé de co sillon. Au
point de sortie des racines antérieures et postérieures, la zone
marginale de la moelle continue directement le tissu gliomateux qui est rongé par de nombreux vaisseaux et ne reste dense
qu'au niveau des cordons postérieurs malgré la dégénérescence vasculaire qui y est visible.

Dans les cordons postérieurs le tissu interstitiel est épaissi,
pourtant la substance blanche est bien conservée. L'hypertrophie interstitielle rejoint la paroi syringomyélique en se confondant avec elle.

Un des îlots gliomateux de la région de la corne antérieure
gauche, envahi par le tissu fibreux périvasculaire, contient
un paquet de fibres nerveuses de moyen calibre, à myéline très fine. Ces fibres forment des faisceaux horizontaux
et longitudinaux enchevêtrés et constituent un névrome.

Le parenchyme de la moelle a subi de grands ravages. De
la substance grise rien ne subsiste sauf une minime partie
des cornes antérieures pourvue tout au plus d'une cellule. Les
cordons postérieurs sont normaux. La zone de Lissauer, de
chaque côté, ne montre plus que de rares fibres. Les cordons
latéraux sont détruits ou sclérosés du côté de la cavité mais,
dans leur ensemble, ils persistent et sont normaux. La substance blanche, située au-devant de la corne antérieure est
réduite de chaque côté à une très mince bande de fibres nerveuses qui, du côté gauche, disparaissent même tout à fait.
La commissure blanche fait complètement défaut. Les racines
antérieures des deux côtés sont très altérées, presque entièrement détruites; au lieu de paquets de fibres, on voit des blocs
de tissu fibreux compacts contenant de nombreux vaisseaux
dégénérés ou dilatés, on n'y voit plus que de très rares fibres
nerveuses. Les racines postérieures sont normales. La pie-
mère est épaissie par places et possède beaucoup de vaisseaux
en voie de dégénérescence.

VIIIe cervicale. — Cette hauteur est en tout semblable à
la 1re dorsale, la substance gliomateuse est dans le même état,

la destruction de la substance parenchymateuse est la même.
Les fibres des zones de Lissauer n'existent presque plus. Les
cordons postérieurs sont intacts. Les racines antérieures qu'on
rencontre sur les coupes sont, des deux côtés, très altérées. On
ne voit que des blocs fibreux abondamment vascularisés
comme précédemment. Les racines postérieures sont à peu

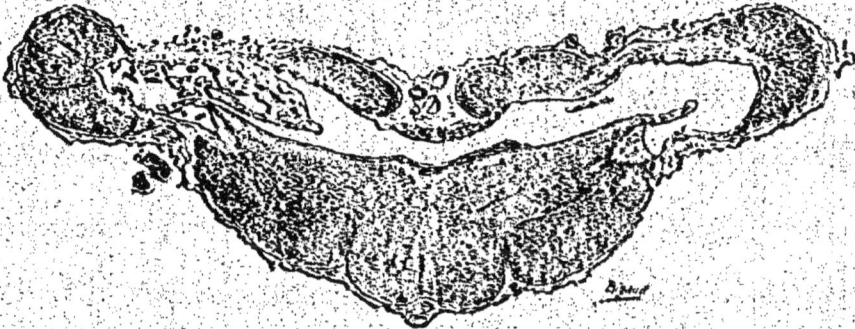

Fig. 8. — VIII° cervicale.

près normales, on n'y voit d'autres lésions que celles du tissu
interstitiel qui est plus dense que d'habitude. La pie-mère est
particulièrement épaissie au niveau des racines, pour le reste
elle est la même que sur la coupe précédente. Des globules
sanguins, vestiges probables d'anciennes hémorragies, se trouvent à l'état libre un peu partout dans la pie-mère et dans la
cavité centrale.

Sur un petit nombre de coupes de cette série il y a des névromes. Ils se présentent sous la forme de pelotons serrés de
fibres nerveuses à myéline très fine se décolorant très facilement. Ces fibres sont sinueuses et disposées en faisceaux horizontaux et longitudinaux entremêlés. Les pelotons névromateux sont très petits et facilement reconnaissables, ils sont
situés en pleine masse gliomateuse, assez loin de la substance
blanche la plus proche, et, pour préciser, dans le tissu fibreux
lâche périvasculaire qui, comme nous avons déjà eu l'occasion
de le dire, joue un rôle dans la dissociation et la destruction

du tissu gliomateux. Leur coloration diffère des tissus environnants par sa teinte plus foncée, leur consistance est plus solide par suite de l'agglomération d'un grand nombre de fibres nerveuses dans un espace relativement restreint ; leurs contours sont nettement délimités.

VIIᵉ cervicale. — La cavité syringomyélique est plus vaste que sur la hauteur précédente en raison de la plus grande destruction et de l'éparpillement de sa paroi gliomateuse qui disparaît presque totalement même au niveau des cordons postérieurs.

Dans l'intérieur de la cavité on voit un grand nombre d'îlots névrogliques tels que ceux dont avons décrit plus haut

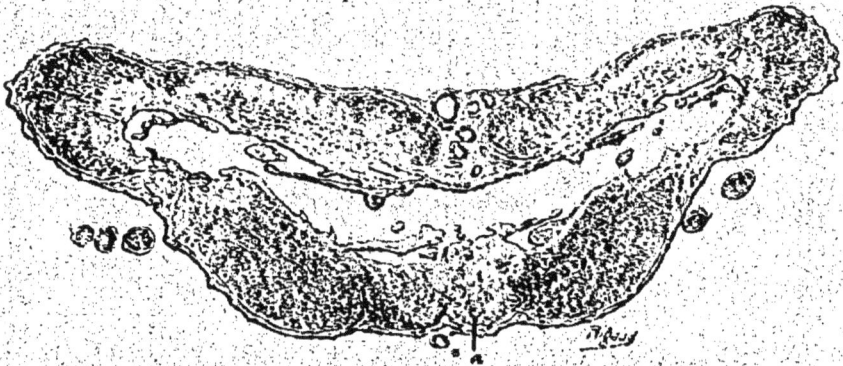

Fig. 9. — VIIᵉ cervicale. a, cordon de Goll décoloré sur les coupes et rempli de fibres nerveuses hyperplasiques.

le mode de formation. Nous constatons une fois de plus que dans le processus de développement du tissu gliomateux compact, le rôle des vaisseaux est important puisqu'on les trouve toujours dans la masse des bourgeons. Leur influence sur la destruction de ces bourgeons est aussi évidente. Les vaisseaux se multiplient, s'altèrent, s'entourent d'une couche épaisse de tissu fibreux, deviennent même imperméables et insidieusement détruisent d'une façon mécanique le tissu névroglique. Dans le processus de croissance ou de décroissance, les cellules épithéliales jouent, elles aussi, un rôle assez important ; ainsi des bourgeons naissent où l'épithélium est proliféré et accompagné de vaisseaux. A la base de bourgeons d'une certaine longueur, les cellules de l'épithélium se multiplient, envahissent leur masse fibrillaire, les repoussent de la paroi syringomyélique et contribuent par ce fait à leur séparation de celle-ci. Il arrive encore qu'un long bourgeon est coupé en deux par la prolifération des cellules épithéliales. Chaque fois qu'il y a multiplication des vaisseaux dans une portion de la paroi gliomateuse pourvue d'épithélium, les cellules qui proviennent de celui-ci se groupent autour d'eux. Ce fait peut être considéré comme l'expression d'un processus d'irritation. Nous voyons la même chose même en pleine masse des cordons de Goll : des petits foyers vasculaires entourés de prolifération des cellules à noyau rond ou allongé et des fibres nerveuses, au total des petits névromes. Sur les côtés de la coupe, à la place des parties internes des cordons latéraux, on trouve une nappe de sclérose richement pourvue de vaisseaux très altérés dont les parois vont jusqu'à la fusion complète avec les tissus environnants.

De toute la substance grise, il ne reste qu'une petite partie des cornes antérieures qui renferme de rares cellules nerveuses, les unes normales, les autres altérées et des fibres nerveuses grosses, gonflées, variqueuses et roides. A la commissure blanche il ne reste que quelques fibres.

Les lésions de la substance blanche sont symétriques, exceptées celles du cordon de Goll droit où l'on trouve des névromes. Les parties internes des cordons latéraux sont détruites par la sclérose. Tout autour des cornes antérieures la substance blanche fait défaut et est remplacée par du tissu interstitiel. Ce n'est qu'à la périphérie que l'on voit une mince couche de fibres nerveuses normales, incluse dans du tissu interstitiel compact.

Le cordon de Burdach gauche est séparé de la cavité par une mince couche gliomateuse, ses fibres n'ont subi aucune altération mais son tissu interstitiel est plus dense qu'à l'état normal. Le cordon de Goll gauche conserve l'aspect normal dans sa moitié postérieure, dans l'autre il est raréfié et envahi par le tissu interstitiel. Une partie de ce cordon s'est détachée du reste transversalement et forme une languette dont la moitié droite est transformée en névromes, les uns dégénérés, les

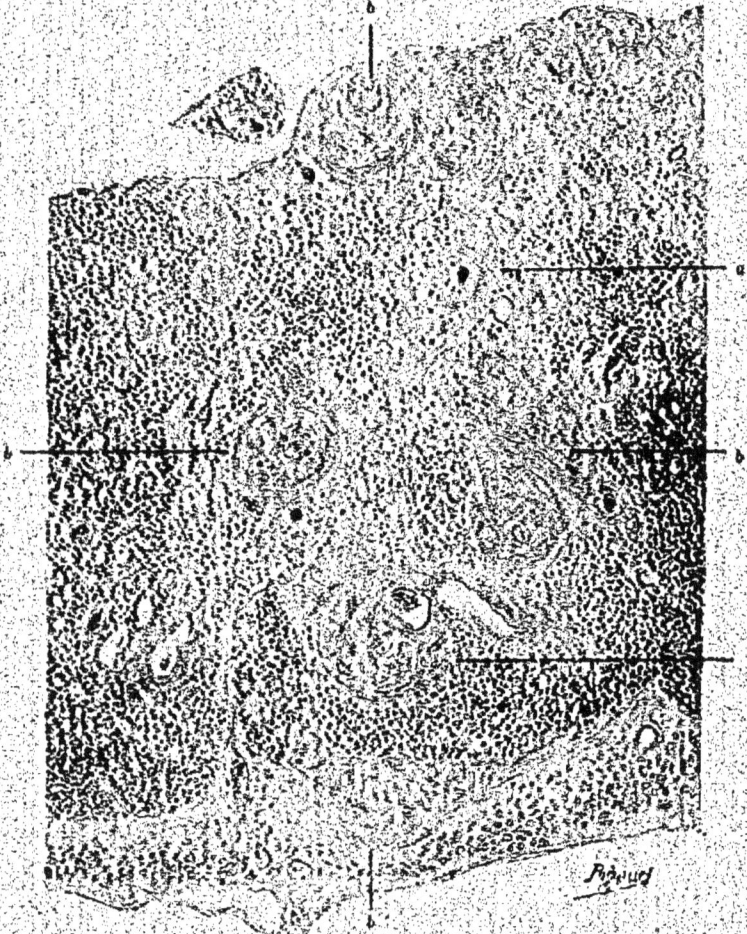

Fig. 10. — Cordon de Goll plein de fibres nerveuses néoplasiques, a, fibres néoplasiques éparses; b, névromes.

autres contenant des fibres encore bien colorées. Dans le voisinage des névromes les fibres nerveuses sont atrophiées, non colorées et baignent dans le tissu interstitiel pathologique. Près de l'extrémité postérieure du sillon médian, le cordon contient un névrome flanqué de plusieurs vaisseaux dégénérés, on y rencontre également plusieurs petits foyers de sclérose développés autour des vaisseaux (fig. 10). Le cordon de Goll droit, au niveau duquel la paroi syringomyélique a disparu, est tout entier transformé en névromes formant des îlots arrondis très distincts ou se fondant en une masse sans limites précises dont les fibres sont décolorées. Les pelotons névromateux ne sont pas toujours pourvus de vaisseaux. Sous la pie-mère on trouve quelquefois deux névromes distincts. Des fibres nerveuses assez mal colorées se rencontrent disséminées un peu partout, on distingue des cylindraxes coupés transversalement dont la myéline est invisible. Dans tout le cordon on voit entre les névromes et les fibres normales un grand nombre de fibres horizontales plus ou moins colorées et anormales évidemment. Partout le tissu interstitiel est augmenté, surtout dans les pelotons névromateux distincts et autour d'eux. Le cordon de Burdach droit est à peu près intact, son tissu interstitiel est plus compact que d'habitude. Du côté de la cavité où la paroi syringomyélique n'existe plus, on voit une zone de fibres nerveuses atrophiées, mal colorées situées dans le tissu interstitiel lâche. Cette zone s'étend tout le long du cordon, on y rencontre de nombreux névromes, surtout dans le voisinage du cordon de Goll.

Vers la corne antérieure droite, en plein tissu gliomateux lâche, on trouve parfois un, deux ou même trois névromes distincts.

Dans la pie-mère qui est épaissie et qui contient des vaisseaux altérés, on rencontre des petits paquets de fibres nerveuses coupées transversalement et situées, soit dans l'épaisseur même de la pie-mère, soit à sa superficie. Ils sont nombreux au niveau des cordons de Goll et des parties internes des cordons de Burdach. Parfois on voit les fibres horizontales pénétrer isolément ou en faisceaux dans le cordon de Goll. Il est très difficile de les observer par suite de leur décoloration. En avant de la moelle, dans la pie-mère, on ne trouve rien de semblable.

Les racines postérieures sont un peu décolorées, leur tissu interstitiel est épaissi et leurs vaisseaux sont dégénérés mais les fibres nerveuses n'y ont pas diminué. Du côté droit

pourtant il y a plus de fibres colorées que du côté gauche.
Dans les racines antérieures gauches on voit beaucoup de
fibres bien colorées, le tissu interstitiel est augmenté, les
vaisseaux dégénérés. Du côté droit les racines sont complètement sclérosées et ont l'aspect de blocs fibreux, on y rencontre de très rares fibres nerveuses mais de nombreux vaisseaux dégénérés.

VI° cervicale. — Les lésions syringomiéliques sont les
mêmes que plus haut. — Des deux côtés de la substance
grise il n'est resté qu'une minime partie de la corne antérieure où, le plus souvent, on ne voit pas de cellules nerveuses, sur quelques coupes pourtant on en rencontre une ou
deux. La commissure blanche antérieure a disparu. Les zones

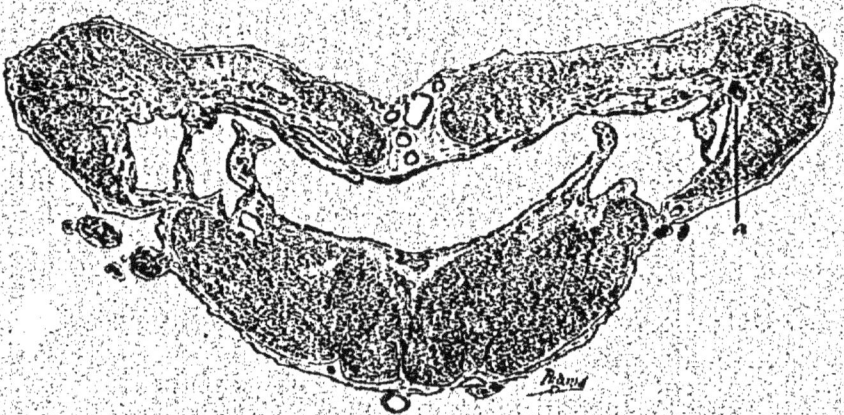

Fig. 11. — VI° cervicale, a, névrome.

de Lissauer sont détruites. — Dans la moitié antérieure des
cordons postérieurs le tissu interstitiel est augmenté et se
mélange intimement à la couche gliomateuse. Ces cordons
sont raréfiés au voisinage de la paroi syringomyélique. Au
niveau de l'extrémité antérieure du septum médian, on voit
un petit foyer de sclérose. Si on compare le cordon de Goll
droit au cordon correspondant de la hauteur précédente, on
constate une grande différence entre les deux. Celui de la

VII° cervicale est presque tout à fait décoloré et paraît dégénéré, celui-ci, au contraire, dans sa presque totalité a un aspect normal.

Les parties internes des cordons latéraux sont détruites ou sclérosées des deux côtés également. Les cordons antéro-latéraux au-devant des cornes antérieures sont dégénérés; les fibres nerveuses conservées ne forment qu'une mince couche marginale.

Dans l'emplacement de la corne antérieure on trouve des névromes, du côté droit, sur toutes les coupes et quelquefois même du côté gauche. Ces névromes sont de formes et de dimensions variables, à limites précises ou indistinctes. — Les gros névromes se rencontrent sur 8 ou 10 coupes, ils se divisent parfois en deux ou trois. — Sur certaines coupes, on voit, à côté des gros névromes, des petites tumeurs distinctes ou les paquets de fibres entortillées qui les représentent s'étendre en grand nombre sur toute la longueur de la paroi syringomyélique antérieure, surtout du côté droit. Les fibres nerveuses des névromes ne sont pas toutes colorées, celles qui le sont ont une myéline souvent normale mais quelquefois fragmentée. On rencontre des névromes très dégénérés qu'il est difficile de distinguer du tissu gliomateux avec lequel ils se confondent, ils sont toujours dépourvus de vaisseaux mais sont souvent logés dans leur voisinage.

Les vaisseaux sont généralement nombreux et très altérés, ils sont entourés d'un tissu fibreux très étendu qui, en se confondant avec celui des vaisseaux voisins, détruit la substance gliomateuse qui les séparait. — Les corpuscules amylacés sont fréquents dans les endroits où il y a dégénérescence parenchymateuse. Les racines postérieures paraissent normales. Du côté droit, les racines antérieures sont tout à fait dégénérées, les fibres nerveuses y sont très rares, la paroi des vaisseaux est hyaline. A gauche, les racines antérieures sont aussi très altérées mais pourtant un peu moins.

V° cervicale. — Il ne reste que des petites portions de la paroi syringomyélique ; partout dans la cavité on voit des débris du tissu gliomateux contenant de nombreux vaisseaux entourés de leur zone fibreuse. L'épithélium recouvre les restes de la paroi gliomateuse antérieure et entoure les îlots détachés de celle-ci. Il prolifère à leurs extrémités latérales. — Les lésions de la substance grise et notamment celles des cor-

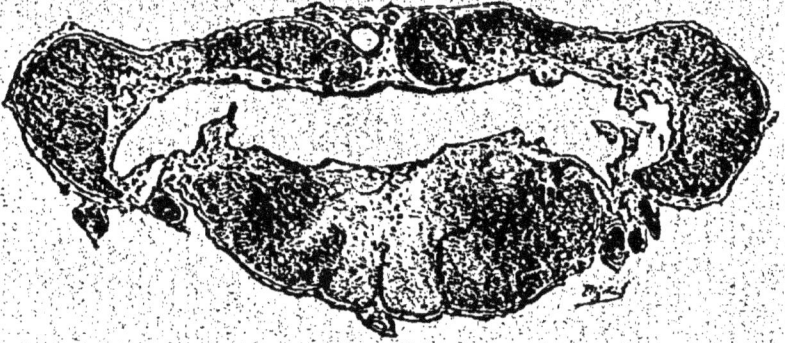

FIG. 13. — Vᵉ cervicale.

dons latéraux, sont les mêmes que sur la hauteur précédente. La commissure blanche et les zones de Lissauer font défaut. La partie des cordons antéro-latéraux située au-devant des cornes antérieures présente une raréfaction marquée des fibres nerveuses avec sclérose. Les cordons du Goll sont dégénérés symétriquement dans leurs deux tiers antérieurs.

A la place d'une corne antérieure, on trouve, disséminés en plein tissu fibreux lâche, des petits paquets de fibres nerveuses à myéline mince et presque décolorée ; on voit encore des fibres nerveuses horizontales enroulées en spirale les unes autour des autres qui rappellent beaucoup la description et le dessin des « bourgeons de régénérescence » que Ranvier a observés à la suite d'une section expérimentale d'un nerf périphérique. On trouve encore à la corne antérieure des petits névromes bien délimités. Toutes ces fibres, isolées, groupées en faisceaux, en « bourgeons de régénérescence » ou en névromes semblent être de nouvelle formation.

Les racines antérieures sont dégénérées ou atrophiées, pourtant on y trouve quelques faisceaux assez riches en fibres nerveuses. Les racines postérieures présentent une augmentation du tissu interstitiel, les fibres nerveuses y sont bien conservées.

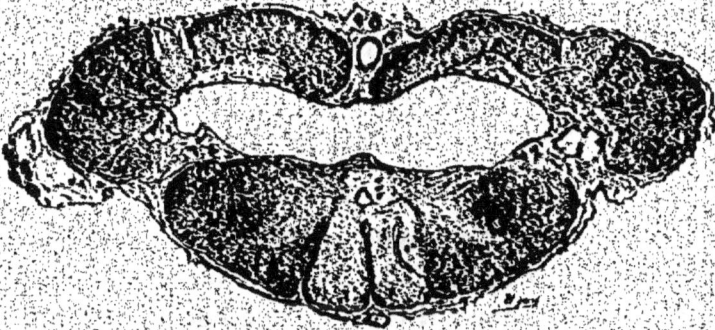

Fig. 13. — IV° cervicale.

IVᵉ cervicale. — L'aspect de la cavité et le degré de destruction du tissu parenchymateux sont les mêmes que plus haut. — La commissure blanche n'existe pas. Le cordon de Burdach droit est raréfié et sclérosé dans son tiers interne et au voisinage de la cavité. Celui de gauche présente la dégénérescence en virgule de Schultze, cette dégénérescence est plus accentuée que sur la Vᵉ cervicale ; du côté opposé elle est à peine visible. Dans le tissu interstitiel des faisceaux en virgule et des faisceaux de Goll, il y a un grand nombre de corpuscules amylacés.

Bulbe. — Au niveau de l'entre-croisement des faisceaux le canal de l'épendyme est normal. Dans la substance gélatineuse centrale il y a multiplication des vaisseaux qui sont groupés en paquets de sept ou huit et entourés d'un tissu fibreux hypertrophié. Ce foyer fibro-vasculaire est circonscrit par une zone gliomateuse plus dense qu'ailleurs.

2ᵉ CAS. — Gav....

1ʳᵉ cervicale. — La cavité pathologique centrale occupe presque toute la largeur de la coupe. Au niveau de l'entrée des racines postérieures il n'y a qu'une couche de tissu interstitiel qui la sépare de l'espace sous-arachnoïdien. La paroi gliomateuse de la cavité est déchiquetée et présente un degré avancé de destruction ; elle est richement vascularisée. Les vaisseaux, épaissis et dégénérés, sont entourés d'un tissu fibreux hypertrophié, quelques-uns d'entre eux sont imperméables et transformés en blocs solides.

De toute la substance grise il ne reste que des petites parties des cornes antérieures qui contiennent de six à sept cellules fortement pigmentées. La commissure blanche est mince, mais existe. Les cordons antéro-latéraux sont raréfiés du côté de la cavité. La zone de Lissauer a disparu. Les faisceaux de Burdach sont en grande partie détruits du côté de la cavité. Leur tissu interstitiel continue directement la couche gliomateuse. Les sommets des faisceaux de G⋯ ont disparu. Entre les cordons de Goll et de Burdach on ⋯ une longue et étroite bande de sclérose. Les racines postérieures sont atrophiées et très dégénérées, elles contiennent un grand nombre de vaisseaux altérés.

Entre les 2ᵉ et 3ᵉ cervicales la moelle diffère peu de la hauteur que nous venons de décrire, les zones de sclérose que nous avons vues plus haut entre les cordons de Goll et de

Burdach n'existent plus. Les parties postéro-internes des cordons latéraux sont détruites et envahies par le tissu interstitiel. Les racines antérieures, dégénérées et atrophiées, contiennent peu de fibres nerveuses et sont richement vascularisées. Les racines postérieures ne sont que des blocs de tissu conjonctif presque dépourvus de fibres.

Entre la 4ᵉ et la 5ᵉ cervicales, peu de changements. Les cordons antéro-latéraux sont raréfiés au-devant des cornes antérieures. La commissure blanche a disparu complètement. Les faisceaux de Goll sont beaucoup moins altérés que plus haut, leurs sommets détruits dans les hauteurs précédentes réapparaissent normaux. Dans les cordons latéraux on rencontre des faisceaux entiers de fibres nerveuses normales couchés horizontalement que l'on peut suivre sur une assez longue étendue.

Entre la 5ᵉ et la 6ᵉ cervicales. Les lésions syringomyéliques sont à peu près les mêmes que précédemment. En beaucoup d'endroits la substance blanche présente un aspect spécial caractérisé par la présence de fibres nerveuses à direction plus ou moins horizontale. Les cordons antérieurs et antéro-latéraux sont criblés de vaisseaux épaissis, leurs fibres sont souvent altérées, gonflées, mal colorées ; leur myéline se transforme en un amas de gouttelettes hyalines. On rencontre un grand nombre de fibres coupées, non comme les fibres verticales, mais comme si elles avaient une direction oblique. Par endroits cette tendance des fibres nerveuses à se coucher dans le plan horizontal se manifeste nettement : des gros paquets de fibres franchement horizontales, entourent les vaisseaux en affectant la forme d'une anse. Ces fibres à disposition anormale ne forment pas habituellement de névromes. Sur quelques coupes on en rencontre un à l'emplacement de la corne antérieure, en pleine masse gliomateuse, tout près de la substance blanche.

Dans les cordons postérieurs on rencontre de nombreuses fibres horizontales disséminées un peu partout. Ces fibres sont quelquefois assez longues, grêles, légèrement variqueuses,

mais toujours bien colorées ; on les voit surtout dans le voisinage de la substance gliomateuse et du septum médian. Sur
quelques coupes, elles forment une sorte de commissure
épaisse à travers le septum médian élargi par la sclérose et de
gros vaisseaux. Autour de multiples vaisseaux altérés on voit
une zone large de tissu interstitiel dans laquelle se trouvent
des petits névromes arrondis et bien délimités, ou de larges
placards névromateux à limites moins précises qui se continuent jusqu'à la périphérie de la moelle. — Presque toute la
substance blanche de ces cordons présente de nombreux in-
terstices élargis qui peuvent s'expliquer par la disparition des
fibres nerveuses, sans intervention du tissu interstitiel. Par ci
par là on trouve des vaisseaux dégénérés. Beaucoup de fibres
sont atrophiées, de beaucoup d'autres il ne reste qu'une masse
difforme de myéline. Il faut noter que les névromes sont
situés dans les parties raréfiées de la substance blanche ; ils
sont partout décolorés et par places ils se fondent en une
masse hyaline. Les racines postérieures sont sclérosées quoiqu'elles contiennent encore un grand nombre de fibres normales ; les racines antérieures le sont encore davantage, leurs
vaisseaux sont dégénérés.

VI° cervicale. — La cavité centrale et la paroi gliomateuse
s'étendent d'une zone radiculaire postérieure à l'autre. La paroi
syringomyélique est déchiquetée, on y rencontre des paquets
de vaisseaux contenus dans une atmosphère fibreuse commune, surtout au voisinage du sillon médian antérieur. Ces
îlots fibro-vasculaires, comme nous l'avons déjà vu, se constituent après la destruction de la substance gliomateuse contenue
entre leurs vaisseaux. Dans d'autres points le tissu gliomateux
se raréfie uniformément sur une grande étendue et on n'y
rencontre qu'un petit nombre de vaisseaux, d'ailleurs dégénérés. Ici, évidemment, la raréfaction du tissu gliomateux
résulte de la dénutrition, tandis qu'avant elle était surtout la
conséquence directe de l'envahissement fibro-vasculaire.
Le tissu gliomateux est tantôt raréfié dans sa couche interne

(aux cordons postérieurs), tantôt dans sa couche externe (cordons antéro-latéraux) qui se détruit par l'envahissement vasculaire. Dans beaucoup de points il se rencontre avec la sclérose périgliomateuse, dans d'autres, où sa couche externe est compacte, il tranche nettement avec les tissus environnants, surtout quand ces derniers sont un peu raréfiés.

De la substance grise il ne reste absolument rien, pas même une parcelle des cornes antérieures. La commissure blanche et les zones de Lissauer ont disparu. Les faisceaux pyramidaux directs sont détruits en partie, les fibres qui persistent sont pour la plupart gonflées ou décomposées en granules hyalins. Les cordons antéro-latéraux présentent les mêmes lésions et on y voit des fibres à disposition anormale, horizontale ou oblique, surtout autour des vaisseaux. Les cordons postérieurs sont un peu raréfiés, la myéline est partout altérée. Partout dans la substance blanche, il y a par endroits augmentation ou disparition complète du tissu interstitiel. — Les racines antérieures sont très atteintes des deux côtés, leurs fibres nerveuses sont très rares. Les racines postérieures sont plus sclérosées à gauche qu'à droite. Elles contiennent pourtant un grand nombre de fibres tout à fait normales. — La pie-mère est un peu épaissie et renferme des vaisseaux dégénérés. — Dans le sillon médian antérieur qui est dilaté, on voit jusqu'à huit gros vaisseaux continués par d'autres sous la pie-mère. Ils forment ensemble un groupe allant de la profondeur du sillon jusqu'à la moitié de la périphérie de la moelle.

VIIe cervicale. — La cavité et sa paroi sont toujours à peu près dans le même état ; elles renferment des petits îlots gliomateux pourvus de vaisseaux. Au niveau des cordons postérieurs, la paroi syringomyélique compacte, continue sans ligne de démarcation le foyer de sclérose qui détruit la moitié de ces cordons.

La substance grise n'est représentée que par des petites parties des cornes antérieures qui contiennent de deux à huit cellules nerveuses, le plus souvent atrophiées et fortement

pigmentées ; du côté droit ces vestiges sont plus petits. —
Les zones de Lissauer et la commissure blanche n'existent pas.
— La substance blanche est détruite partout au voisinage immédiat de la cavité, à ses environs elle est envahie par le tissu
interstitiel compact qui disparaît à sa périphérie. — La sclérose est disséminée, par places ; cependant, comme par exemple, le long du septum médian postérieur et dans les parties
postéro-internes des faisceaux pyramidaux croisés, on en voit
de larges plaques qui sont des produits locaux puisqu'elles
varient d'une coupe à l'autre. Les vaisseaux de ces foyers sont
nombreux et épaissis. Les cordons postérieurs sont ici plus
atteints que sur la hauteur précédente. Les cordons antéro-
latéraux aussi bien que les cordons postérieurs sont très altérés au point de vue de la structure des fibres et de leur disposition, un grand nombre d'entre elles ont subi dans beaucoup
d'endroits la décomposition granuleuse surtout au voisinage
des vaisseaux épaissis où elles sont comme bousculées et offrent
la disposition anormale déjà décrite. Ce fait s'observe même
dans le septum médian postérieur. — Les racines antérieures
et postérieures sont très sclérosées et contiennent très peu de
fibres nerveuses.

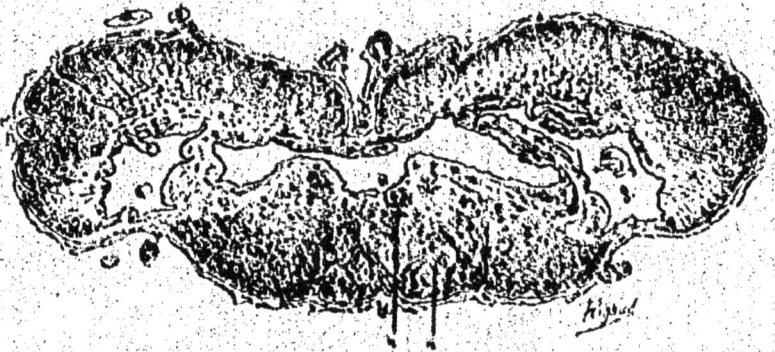

Fig. 14. — VIII° cervicale. nn, névrones.

VIII° cervicale. — La paroi gliomateuse est d'épaisseur
moyenne, compacte et, par places, dissociée par les vaisseaux
et leur atmosphère fibreuse. Elle garnit la cavité sur presque

toute son étendue, elle disparaît complètement au niveau du
cordon de Goll droit qu'elle laisse à découvert. La ligne de
démarcation entre la paroi syringomyélique et la zone de
sclérose périgliomateuse se reconnaît le plus souvent à une
chaîne de vaisseaux ou à la différence de consistance, mais
parfois n'est pas visible.

Il ne reste de la substance grise que des petites parties des
cornes antérieures, on y peut compter à gauche jusqu'à onze
cellules nerveuses et à droite jusqu'à huit. Les zones de
Lissauer et la commissure blanche sont détruites. Les cordons
antérieurs, antéro-latéraux et postérieurs sont envahis par la
sclérose jusqu'à la périphérie : la substance blanche est complètement détruite au voisinage de la cavité. Les fibres nerveuses persistantes sont très modifiées, gonflées, mal colorées,
à myéline décomposée en granules hyalins. Partout les vaisseaux sont nombreux et épaissis, ils servent de centre aux
foyers plus ou moins étendus de sclérose autour desquels les
fibres de la substance blanche présentent cet aspect désordonné que nous avons déjà signalé. En différents points des
cordons postérieurs, des cordons latéraux et même dans un
prolongement du sillon médian antérieur qui s'engage dans la
cavité centrale en arrière du faisceau pyramidal direct droit,
on voit dans les masses fibreuses périvasculaires des paquets
de fibres nerveuses de néoformation. Ces fibres peuvent aboutir
à la formation de névromes distincts comme cela se voit sur
quelques coupes, vers les cornes antérieures où l'on trouve
un nodule névromateux nettement délimité qui devient petit
et se décompose finalement en fibres éparses se dirigeant, soit
vers le faisceau pyramidal direct, soit vers le cordon latéral.
Ce rapport entre les névromes et les fibres à disposition
horizontale est très visible dans le faisceau de Goll, surtout à
gauche où presque toute la substance blanche ne présente
qu'une masse névromateuse parcourue dans tous les sens par
ces fibres. Ces foyers névromateux siègent en un tissu interstitiel dense et richement vascularisé qui forme autour de
chaque névrome une sorte de membrane. On peut supposer

que les névromes distincts ne sont que l'expression particulière
de la transformation névromateuse générale de la substance
blanche de ce cordon. Les fibres nerveuses des névromes sont
ou bien colorées ou au contraire décolorées, elles se fondent
alors en une masse hyaline. La pie-mère elle aussi contient un
certain nombre de ces fibres anormales. Les racines postérieures sont sclérosées mais contiennent un assez grand nombre
de fibres normales. Les racines antérieures sont très altérées,
leurs faisceaux ne sont souvent que des blocs fibreux.

Iʳᵉ dorsale. — Le degré de destruction est à peu près le
même que sur la hauteur précédente. Nous ajouterons que la
substance blanche dans certains points est totalement dépourvue de tissu interstitiel et présente de nombreuses lacunes.
Nous avons déjà constaté ce fait sur la 8ᵉ cervicale où les
placards névromateux avec tissu interstitiel massif contrastent
beaucoup avec les parties lacuneuses. La région postéro-
interne des cordons latéraux présente de chaque côté un foyer
de sclérose criblé de vaisseaux altérés. Vers les cornes antérieures, en plein tissu gliomateux, on trouve des petits
névromes. Les cordons de Goll sont raréfiés, leurs sommets
ne sont pas sclérosés. Les cordons de Burdach sont raréfiés
dans leur moitié ventrale et comblés de tissu interstitiel dense
et richement vascularisé. Les racines antérieures sont très sclérosées, les postérieures le sont moins.

IIᵉ dorsale. — Cette hauteur ressemble à la précédente au
point de vue de la destruction syringomyélique. Les restes du
tissu gliomateux sont criblés de vaisseaux entourés d'une
large zone fibreuse. Dans les seuls restes de la substance
grise, aux cornes antérieures, on voit une vingtaine de cellules
à gauche et sept ou huit à droite. Les zones de Lissauer et la
commissure blanche ont disparu. Les cordons antérieurs sont
sclérosés du côté de la cavité. Les cordons antéro-latéraux
contiennent de nombreux vaisseaux altérés, leur partie pos-
téro-interne, celle qui regarde l'entrée des racines, est sclé-

rosée des deux côtés. Les cordons de Burdach sont détruits du côté de la cavité et envahis par le tissu interstitiel abondamment vascularisé ; en outre, toute la moitié interne de celui de gauche a subi la transformation névromateuse, on y voit des fibres qui vont dans toutes les directions et qui, par places, forment des névromes distincts et bien délimités dont les uns se trouvent au bord interne du cordon, les autres dans sa couche sous-piemérienne, d'autres encore dans la pie-mère. Les cordons de Goll sont raréfiés à leur partie antérieure, les fibres qui ont subsisté présentent pour la plupart une disposition anormale, elles se dirigent horizontalement dans toutes les directions, et s'entremêlent aux fibres verticales sans former de névromes distincts. Le nombre des fibres anormales varie d'une coupe à l'autre, elles se décolorent facilement. Les racines sont dans le même état que sur la 1re dorsale.

Entre la 2e et la 3e dorsale, le tableau change brusquement. La cavité centrale est relativement petite et pourvue, par places, d'épithélium ; sa paroi gliomateuse est épaisse et contient un grand nombre de vaisseaux dont certains sont tellement dégénérés qu'ils forment des masses amorphes à peine reconnaissables quant à leur origine. Le tissu gliomateux tranche nettement avec la substance nerveuse, à sa périphérie, il contient beaucoup de vaisseaux épaissis qui se réunissent en groupes de cinq ou six. La substance grise, au contact de la paroi syringomyélique, est très vascularisée et envahie par un tissu interstitiel dense ; en dehors de cette zone elle est un peu raréfiée. La commissure grise postérieure est représentée par quelques rares fibres. Les zones de Lissauer et la commissure blanche sont à présent visibles. Dans la substance blanche on voit de nombreuses lacunes ; le tissu interstitiel est généralement raréfié.

Entre la 6e et la 7e dorsale, la partie centrale de la moelle est occupée par une masse gliomateuse pleine, raréfiée à son centre. Aux confins des parties raréfiée et compacte on voit un ruban sinueux ayant l'aspect amorphe mais contenant de nombreuses fibrilles. En un certain point on trouve un long tronçon de capillaire qui suit exactement les sinuosités du ruban lequel peut être suivi jusqu'à un gros vaisseau et contient par places des capillaires coupés en travers. Ce ruban, que nous avons déjà signalé, affecte ici des rapports visibles avec les capillaires et on peut le considérer comme le reste d'une zone vasculaire sous-épithéliale dégénérée et refoulée dans la profondeur du tissu gliomateux.

Sur les hauteurs suivantes la formation gliomateuse centrale se rétrécit graduellement. Il faut noter que les sommets des cordons postérieurs à leur point de contact avec le tissu gliomateux possèdent un grand nombre de fibres couchées dans le plan de la coupe, ce qui se voit aussi dans les cordons latéraux où ces fibres à disposition anormale forment autour des vaisseaux de véritables anses.

Bulbe. — A l'entre-croisement des *faisceaux pyramidaux*, le canal de l'épendyme et la substance gélatineuse centrale sont un peu hypertrophiés ; en outre, ce canal est oblitéré par les cellules épendymaires proliférées. La vascularisation dans cette partie est plus riche que d'habitude. Il y a du côté droit un foyer de raréfaction étroit et oblong qui coupe transversalement la corne postérieure et le noyau de Burdach. Du même côté, les deux noyaux de Goll et de Burdach sont atrophiés.

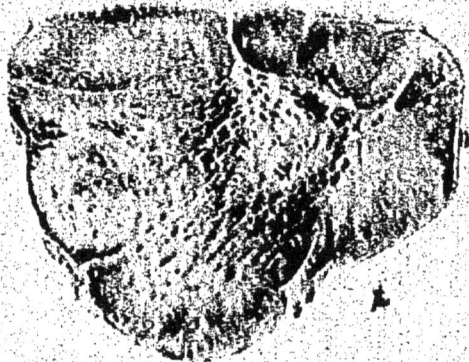

Fig. 15. — Coupe du bulbe au niveau de l'entre-croisement du faisceau sensitif. A, fente pathologique, un des faisceaux sensitifs.

Un peu plus haut, au point d'*entre-croisement des faisceaux
sensitifs*, le canal central est beaucoup plus large que
normalement et est bordé d'une rangée de cellules épithéliales; il n'y a pas d'hyperplasie névroglique péripendy-
maire. On voit une longue et étroite bande de sclérose qui
commence en arrière du canal de l'épendyme, se dirige à travers la substance gélatineuse centrale et la substance réticulée,
atteint en partie les noyaux de Goll et de Burdach, coupe les
fibres sensitives droites et détruit en grande partie la corne
postérieure et le tubercule cendré de Rolando et se termine
en avant de ce dernier, tout près de la périphérie. Dans la
fente pathologique on trouve des fibrilles et cellules névrogliques, des capillaires perméables et des vaisseaux imperméables et dégénérés. Au milieu du réseau névroglique lâche,
on voit des îlots de tissu amorphe criblés de vaisseaux perméables et des vestiges de vaisseaux dégénérés ; ces îlots fibro-
vasculaires sont en voie de décomposition et entraînent la
raréfaction des tissus environnants.

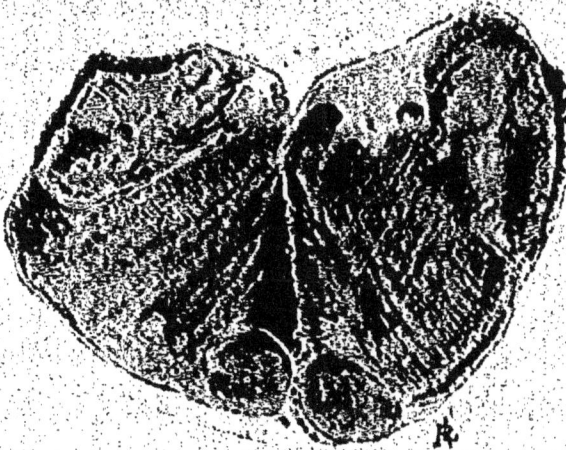

Fig. 16. — Bulbe. *a*, fente pathologique s'étendant des noyaux de l'hypoglosse et du
vague jusqu'au bord latéral de la coupe. On voit une grande différence entre les deux
faisceaux sensitifs.

Au *commencement du quatrième ventricule*, la mince bande
de sclérose existe, elle commence en dehors et un peu en
arrière de l'hypoglosse, elle se porte latéralement au-devant

des noyaux IX°, X°, V° paires et se termine près de la périphérie. L'asymétrie des deux moitiés de la coupe est très marquée. Il y a une grande différence entre les deux faisceaux
sensitifs ; celui de gauche est très réduit et très raréfié. Le
faisceau solitaire droit n'existe pas.

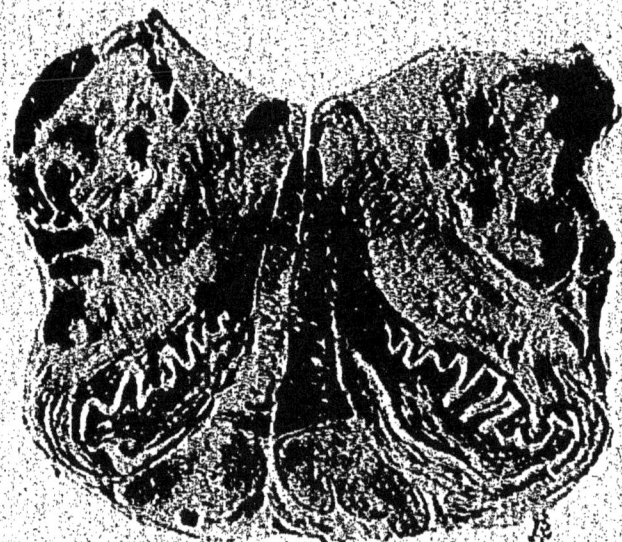

Fig. 17. — Bulbe. On voit une légère différence entre les deux faisceaux solitaires. Un
des faisceaux sensitifs est très dégénéré.

Plus haut, *vers le tiers inférieur du quatrième ventricule*
tout serait normal sans la différence qu'on aperçoit entre les
deux faisceaux sensitifs ; celui de gauche est raréfié, surtout
dans sa partie postérieure, celui de droite est au contraire
compact. Le faisceau solitaire, à droite, est plus clair par
raréfaction de ses fibres qu'il ne l'est du côté opposé. Nous
devons ajouter qu'on y voit un grand nombre de fibres coupées transversalement, mais ayant un certain parcours dans le
plan horizontal de la coupe ; ces parcelles de fibres sont ondu-
lées, elles appartiennent bien aux fibres constitutives du faisceau
solitaire et sont probablement la manifestation de la régénération des fibres interrompues. La différence entre les deux

faisceaux s'efface rapidement au fur et à mesure qu'on remonte vers la protubérance.

Nerf cubital gauche (*au-dessous du coude*). — Les faisceaux nerveux sont situés dans une masse de tissu interstitiel hypertrophié et plus dense que normalement. Le tissu interfasciculaire a en grande partie subi la dégénérescence graisseuse et contient des vaisseaux dilatés dont les parois sont épaissies et se confondent intimement parfois avec le tissu fibreux environnant ou ont subi la dégénérescence hyaline. Sur plusieurs coupes, on voit autour des vaisseaux dilatés une accumulation de cellules à gros noyaux ovalaires et clairs, ressemblant beaucoup aux cellules périépendymaires et des cellules à petit noyau rond ou allongé, mais foncé. Sur les coupes longitudinales, le tissu fibreux interfasciculaire subit aussi la dégénérescence graisseuse ou a un aspect finement granuleux, raréfié, et forme des lacunes. On rencontre quelquefois des débris de fibres nerveuses dans la masse fibreuse.

La gaine lamelleuse de beaucoup de faisceaux est hypertrophiée inégalement. Les lamelles sont très éloignées les unes des autres. Le tissu interfasciculaire est partout plus dense que normalement. Bien que beaucoup de fibres nerveuses aient péri dans la sclérose interstitielle, on en voit encore un grand nombre, pour la plupart de gros calibre, à côté desquelles de plus fines sont logées : les fibres amyéliniques sont peu nombreuses. Avec un grossissement moyen, on peut reconnaître qu'un grand nombre de fibres dont la myéline est colorée ne possèdent pas de cylindre-axe ; il est pourtant visible dans beaucoup d'autres fibres. La myéline est souvent gonflée et mal colorée. On rencontre souvent des lacunes à la place de fibres disparues. Avec un fort grossissement, on reconnaît que la myéline est très fragmentée et se présente sous l'aspect de gouttelettes, elle est épaisse, gonflée ou mince et dilatée. Le cylindraxe fait surtout défaut dans les fibres grêles et, quand il y persiste, il est très atrophié. Les fibres de gros calibre sont dans le même état, mais on doit constater qu'au total les fibres dont le cylindraxe a tout à fait disparu sont en minorité. Sur la coupe longitudinale, on voit que la plupart des fibres sont très épaissies, la myéline de chacune est colorée inégalement et fractionnée en très petites gouttelettes. On en rencontre d'atrophiées et de très grêles présentant par places des renflements fusiformes très accusés qui leur donnent l'aspect d'un chapelet.

En général, les faisceaux nerveux sont assez grands, on en voit six ou sept très petits ne possédant que de très rares fibres.

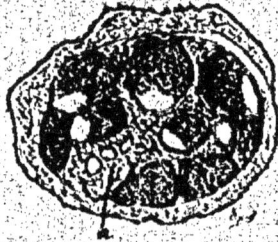

Fig. 18. — Nerf cubital gauche. *a*, dégénérescence graisseuse du tissu interfasciculaire.

Le *nerf médian gauche*, pris au même niveau que le nerf précédent, présente à peu près les mêmes lésions, mais moins accusées. Les fibres dégénérées sont moins nombreuses que les fibres normales. On rencontre beaucoup de lacunes représentant des fibres disparues. La myéline est souvent gonflée, malgré la conservation parfaite du cylindraxe. Le tissu interstitiel intrafasciculaire est en général épaissi et plus dense que normalement, mais la sclérose avec disparition des fibres nerveuses n'y est accentuée que par places. Dans les parties sclérosées, on voit des vaisseaux à parois épaissies jusqu'à l'occlusion de leur lumière et d'autres qui ont subi la dégénérescence hyaline. Les gaines lamelleuses sont parfois épaissies, comme nous l'avons dit plus haut. Le tissu conjonctif interfasciculaire n'existe pour ainsi dire pas, il a cédé sa place à la graisse; on rencontre parfois des endroits où le tissu fibreux se distingue par son aspect vitreux et sa coloration plus claire ; c'est probablement le signe du passage à la dégénérescence graisseuse. La graisse dissocie considérablement les faisceaux nerveux. Sur les coupes longitudinales, on rencontre les mêmes détails que nous avons constatés pour le nerf cubital. Les fibres grêles sont en plus grand nombre.

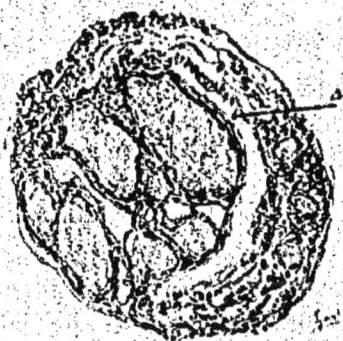

Fig. 19. — Nerf médian gauche, a, gaine lamelleuse hypertrophiée.

Nerf radial gauche (*au même niveau que le nerf précédent*). — On constate les mêmes lésions du tissu fibreux interfasciculaire, le tissu intrafasciculaire est surtout hypertrophié et dense autour des vaisseaux ; mais ce qui est particulièrement remarquable, c'est l'hypertrophie considérable des gaines lamelleuses de presque tous les faisceaux, surtout des petits. On peut y distinguer deux couches, une externe, dense et mince, et une interne, large et plus lâche, contenant beaucoup plus de noyaux que la précédente et possédant dans son épaisseur des vaisseaux qui ont subi la dégénérescence hyaline. Au niveau de l'un d'eux, la gaine lamelleuse est dégénérée elle-même et, au lieu de sa disposition normale, elle présente une masse amorphe, finement granuleuse, ayant une coloration différente. Autour des petits faisceaux nerveux dégénérés, la gaine tout entière peut subir cette altération. Les fibres se comportent ici de la même façon que dans le nerf précédent, les grosses sont clairsemées et séparées par de nombreux groupes de fibres fines. On peut vérifier toutes ces

observations sur les coupes longitudinales : ici on voit la myéline des fibres gonflée, très fragmentée et décolorée, ailleurs
ce sont les renflements fusiformes des fibres fines, comme sur
le nerf précédent. Des petits faisceaux nerveux, complètement
envahis par le tissu interstitiel, se confondent intimement avec
la gaine lamelleuse hypertrophiée et dégénérée. Si nous comparons des coupes faites dans différents points du nerf, nous
remarquons que le tableau anatomo-pathologique varie, ce
qui semble prouver qu'à côté des lésions générales il peut y
avoir des lésions locales. Ajoutons que les tissus fibreux et
adipeux se mélangent étroitement ; la graisse n'est pas un dépôt
physiologique, mais bien le produit de la dégénérescence.

Les muscles des éminences thénar et hypothénar ont
subi la dégénérescence graisseuse, on n'y trouve que rarement

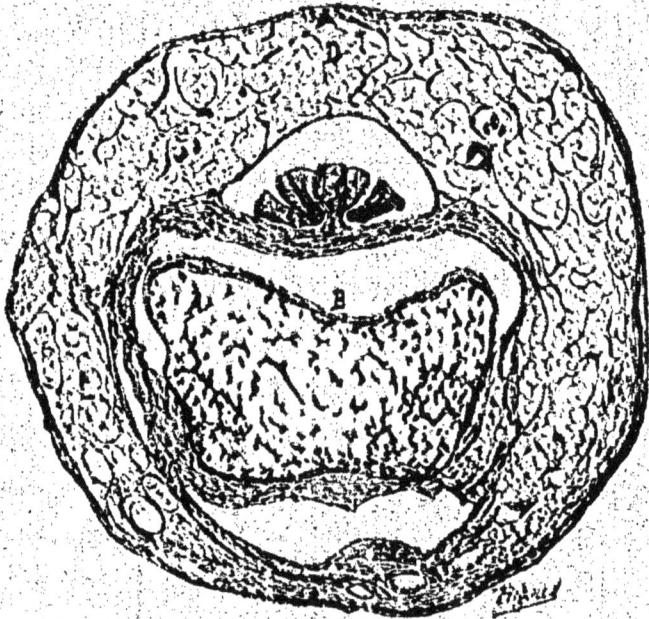

Fig. 20. — Coupe du doigt. A B, phalange à substance compacte réduite. C, tendon des
fléchisseurs. D, dégénérescence graisseuse du derme.

un faisceau musculaire. Les vaisseaux en sont épaissis. Les
muscles de l'avant-bras, dans la région du coude, ne mon-

trent rien d'anormal. On ne voit un peu de graisse qu'entre
les faisceaux et autour des vaisseaux. — Sur les coupes des
doigts, on voit, par places, une disparition complète des papilles du derme, là où elles existent, elles sont raréfiées et
moins longues que normalement. Les différents éléments du
derme ont disparu, il n'y a nulle trace des glandes sudoripares ou sébacées. Tout le tissu sous-dermique, et en général
tout ce qui est du tissu conjonctif, entre le derme et l'os,
excepté les tendons, les vaisseaux et les nerfs, a subi la dégénérescence graisseuse ; entre les traînées minces et rares du
tissu fibreux, on ne voit que de la graisse et des vaisseaux
très dilatés. — C'est bien là de la dégénérescence graisseuse
des tissus et non un dépôt physiologique. La preuve en est
en ceci, que toute la substance conjonctive a presque complètement disparu et qu'il n'en reste qu'un réseau lâche insigni-
fiant. On voit sur les coupes des doigts des faisceaux de tissu
conjonctif à demi conservés présentant un point de passage
entre les parties saines et les parties dégénérées. On peut
observer la même chose dans le tissu interfasciculaire des
nerfs.

Les faisceaux nerveux, comparés à ceux des doigts normaux, sont atrophiés et moins nombreux, leur groupement
habituel est dérangé par la graisse. — La paroi compacte de
l'os est considérablement amincie. — La moelle est atrophiée
et envahie par la graisse et même disparaît complètement, ses
éléments cellulaires n'existent pas, on n'y trouve pas non plus
de vaisseaux.

Après avoir donné une description détaillée des faits,
nous allons les étudier pour nous expliquer leur signification.

Dans les deux cas, les moelles présentent une *excavation
centrale* entourée d'une paroi névroglique tapissée d'épithélium. Cette excavation symétriquement développée et agrandie conserve plus ou moins, dans chaque région, la forme
habituelle du canal central : ce n'est donc autre chose que ce
canal hypertrophié. Il est plus grand dans la région cervicale,

diminue rapidement au commencement de la région dorsale
et se rétrécit graduellement en subissant de légères fluctua-
tions, tout le long de cette dernière région et du segment lombaire. C'est dans la moelle sacrée qu'il est le plus petit. Les
contours du canal épendymaire hypertrophié subissent de

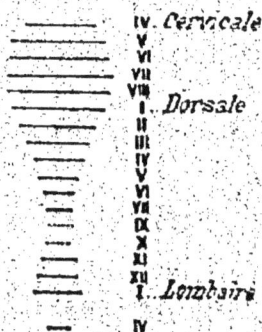

IV. *Cervicale*
V
VI
VII
VIII
I. *Dorsale*
II
III
IV
V
VI
VII
VIII
IX
X
XI
XII
I. *Lombaire*
IV

Fig. 21. — Schéma de la cavité syringomyélique ; le pointillé indique la cavité centrale.

multiples variations dans la même série de coupes en conservant la forme générale de la hauteur donnée ; ces variations
ne sont pas habituellement très sensibles, excepté au niveau
des VIIIe, IXe et Xe dorsales du premier cas où, à une cavité
assez grande, on en voit succéder plusieurs petites ou une
masse gliomateuse pleine.

Comment interpréter cette cavité centrale ; est-ce une affection congénitale du canal de l'épendyme et faut-il reléguer le
début de son agrandissement à l'époque de la vie fœtale de
l'individu ? Y a-t-il eu progression du processus anatomo-pathologique durant la vie, et comment s'est-elle effectuée ? L'atteinte primitive du canal central était-elle égale sur toute sa
longueur, s'est-elle produite simultanément sur tous les
points ?

Voilà les questions qu'on peut se poser.

L'épithélium est toujours présent du haut en bas de la
moelle, tantôt il revêt toute la cavité d'une couche ininter-

rompue, comme le montrent les coupes du premier cas, de
la région sacrée, de la moelle lombaire et de la partie inférieure de la moelle dorsale, tantôt il ne couvre que des étendues plus ou moins grandes de la paroi, comme par exemple
dans les IIe, Ire dorsales, et VIIIe, V^e cervicales, tantôt enfin,
il fait presque tout à fait défaut (VIIe dorsale). Il est à remar-
quer que dans la moitié inférieure de la moelle le revêtement
épithélial de la cavité est plus complet et plus uni que dans la
moitié supérieure où sa disparition sur de longues étendues
est la règle.

Comment se font ces interruptions ? De plusieurs façons :
1° par prolifération du tissu névroglique ; si elle est intensive
et brusque, la couche épithéliale est bousculée, son alignement
se dérange et présente la figure d'une ligne brisée (moelle sacrée) ; si la prolifération névroglique est lente, la couche épithéliale cède petit à petit et se rompt (IVe, IIe lombaires) ;
avant de disparaître les cellules s'aplatissent, se distendent
latéralement, s'espacent et s'interrompent (IXe dorsale) ; 2°
la disparition des cellules va se faire avec la raréfaction ou la
dégénérescence des couches névrogliques sous-jacentes (VIIIe,
VIIe dorsales, moelle cervicale) et subit le sort de tous les
éléments du point donné par suite d'un changement sérieux
dans la nutrition et dans la circulation (hémorragie, imper-
méabilité, dégénérescence et disparition des vaisseaux). Mais
dans ces cas l'épithélium montre une endurance plus grande
que celle des autres éléments, par exemple, dans le Ier segment dorsal où on trouve une couche épithéliale qui, seule,
referme le fond du sillon médian antérieur rempli lui-même
de tissu fibreux bien vascularisé : tout a disparu, tissu névroglique et commissure blanche, la couche épithéliale seule persiste. Dans d'autres cas (moelle sacrée, IVe lombaire) on
trouve des portions d'épithélium formant anses dans l'épaisseur de la paroi syringomyélique et quelquefois bien loin du
bord de la cavité, ce qui prouve qu'elles ont survécu longtemps
à leur déplacement.

L'interruption ou la disparition des cellules épithéliales ne doivent être considérées, à quelque point de la moelle que ce soit, que comme temporaires, car l'épithélium voisin est toujours capable de recouvrer la continuité de ses cellules par prolifération ; par exemple, à la hauteur de la Ire lombaire, on voit la continuité rétablie après la disparition d'un cul-de-sac épithélial (villosité) dont les traces se retrouvent dans la profondeur. — Là où il n'y a pas d'interruption la vitalité des cellules épithéliales se manifeste par la production d'une chaîne épithéliale plus grande qu'il n'est nécessaire pour recouvrir la cavité et il se forme de nombreux replis ou villosités épithéliales (IIe, Ire lombaires, etc.). Quand il arrive à la cavité de s'agrandir par disparition d'un foyer de raréfaction sous-épithéliale, comme dans le IVe segment dorsal, l'épithélium s'étend et va recouvrir la nouvelle surface ainsi créée. La prolifération linéaire se fait encore dans le cas, fréquent, où la paroi syringomyélique pousse plus ou moins loin dans la cavité centrale des bourgeons toujours recouverts d'épithélium ; on les rencontre dans presque toute la partie supérieure de la moelle (VIIe, V[e] cervicales). — La prolifération des cellules épithéliales au lieu de se faire en longueur se produit en profondeur ; il se forme alors ou des stratifications multiples de la couche, d'ordinaire unique d'épithélium (VIIIe dorsale), ou des amas désordonnés de cellules derrière la couche épithéliale (IVe, Ire lombaires, IXe dorsale). La multiplication stratifiée ou désordonnée de la couche épithéliale semble indiquer un travail intensif et rapide, comme le prouve l'exemple de la Xe dorsale où la cavité se subdivise en 2, 3 ou 4 plus petites ou même disparaît complètement ; or, aux points de division de la cavité l'épithélium est stratifié et, quand elle a disparu, on trouve à sa place un amas compact de cellules épithéliales. Voilà un autre exemple : beaucoup de bourgeons névrogliques en voie de progression sont coiffés à leur extrémité de couches épithéliales multiples.

La prolifération des cellules épithéliales accompagne toujours un travail de progression, mais le résultat de cette multiplication n'est pas toujours une hypertrophie des tissus, elle peut en être au contraire l'instrument de destruction, surtout quand elle porte exclusivement sur les cellules épithéliales sans action parallèle des autres éléments. Par exemple, à la hauteur des IIIe dorsale et V^e cervicale, on rencontre des bourgeons entourés d'épithélium dont la base prolifère intensivement, les cellules se tassent vers le centre autour d'un vaisseau ; ces cellules, n'ayant pas encore épuisé leur vitalité primitive, s'organisent en membrane épithéliale, de sorte que le bourgeon se détache vite de la paroi. D'autres fois (V^e cervicale), un bourgeon donné peut être coupé en deux par suite de la croissance intensive des deux points opposés de son revêtement épithélial qui parviennent à se réunir à travers la masse fibrillaire et s'organisent en membrane autour de chaque fragment.

Ceci nous montre que dans certains cas il y a disproportion entre la croissance des cellules épithéliales et les éléments névrogliques de la paroi syringomyélique. Cela se voit dans ceux cités tout à l'heure, où la prolifération épithéliale amène une destruction des éléments fibrillaires et prend leur place. Cette multiplication peut être non la cause, mais la conséquence de la destruction névroglique, ce que prouve le cas déjà cité de la IVe dorsale, où après la disparition d'un foyer raréfié la surface agrandie de la cavité s'est recouverte d'un nouvel épithélium. La croissance intense du revêtement épithélial peut aller de pair avec un faible accroissement de la névroglie, les replis nombreux qu'on voit sur certaines coupes en témoignent. Le contraire peut avoir lieu quand le tissu névroglique fibrillaire surpasse en croissance l'épithélium ; c'est ce que nous voyons surtout dans les parties inférieures de la moelle (moelle sacrée, IVe lombaire, IXe dorsale), où le tissu fibrillaire fait irruption brusquement dans le canal central et bouscule l'épithélium, ou, y pénétrant doucement le pousse devant lui et le détruit. Les portions d'épithélium non dérangé que nous avons rencontrées dans l'épaisseur de la masse fibrillaire, quelquefois assez loin du bord de la cavité, sont des phénomènes de ce genre.

Ces faits nous suffisent pour affirmer que l'épithélium ne

reste pas immuable durant la vie de l'individu ; il croît ou décroît et subit un remaniement continuel qui varie non seulement d'une hauteur à l'autre, mais d'une coupe à l'autre de la même série ; il apparaît même sous différentes formes de son évolution sur une même coupe. Si nous comparons à ce point de vue les différents segments de la moelle, nous constatons que l'épithélium est dans certaines conditions aussi prompt à proliférer dans la région cervicale (bourgeons) que dans la région lombaire ou sacrée (replis, etc…) et partout la prolifération peut côtoyer la dégénérescence. Ceci semble prouver que les cellules épithéliales n'ont pas partout les mêmes propriétés vitales et que pour la prolifération, plus ou moins forte, il faut des conditions favorables. Lesquelles ? Nous pourrions prendre comme sujet pour l'examen de cette question un bourgeon gliomateux d'une hauteur quelconque, III dorsale ou V° cervicale : l'épithélium proliféré y a des points de prédilection : extrémité, milieu et base. La distension du manteau épithélial par la masse fibrillaire du bourgeon est-elle une source d'excitation suffisante pour provoquer la multiplication de ses cellules ? C'est possible, mais en tout cas ce n'est ni une cause importante ni une cause générale, puisque nous avons vu maintes fois que la croissance névroglique plus ou moins rapide amène au contraire l'anéantissement de l'épithélium. Est-ce à la propriété innée (embryogénique) qu'il faut attribuer la prolifération épithéliale ? Ce n'est guère probable, puisque c'est un phénomène purement local qui se rencontre sur beaucoup de points du canal central. L'épithélium est bien loin d'avoir partout la propriété de prolifération, c'est ce que nous montrent les nombreux exemples que nous avons donnés dans nos descriptions où nous avons noté qu'il disparaissait parfois sur des étendues plus ou moins longues de la même coupe et sur des hauteurs tout entières (VII° dorsale). Il nous faut alors chercher parmi les conditions qui influencent tous les éléments du bourgeon. Remettons cette question à un autre moment, quand nous aurons examiné en détail la paroi syringomyélique.

L'épithélium est capable de subir des transformations. La cellule perd sa forme cubique ou cylindrique, son protoplasma en devenant luisant, transparent et homogène, s'allonge latéralement et se transforme directement en des prolongements effilés dont le noyau est plus ou moins modifié dans son centre. Cette métamorphose se constate surtout au bord de la cavité à la place de la bordure épithéliale ; dans ce cas, la cavité est tapissée d'une membrane excessivement mince formée par des cellules qui se réunissent par leurs prolongements très effilés (IIIe, IIe dorsales) ; beaucoup d'îlots gliomateux sont entourés d'une membrane pareille. Cette membrane a déjà été décrite par van Gieson.

Une autre forme de transformation de l'épithélium est le passage de ses cellules en *cellules périépendymaires* : elles s'incorporent dans la masse névroglique de la paroi syringomyélique, perdent leur forme habituelle et ne se distinguent plus des cellules névrogliques. Cette observation a déjà été faite par Hoffmann, Babès et Manicatide. Nous avons d'assez nombreux faits qui en confirment la justesse. Dans la moelle sacrée, on trouve des groupes compacts de cellules périépendymaires aux deux extrémités antérieure et postérieure de la cavité où l'épithélium est en train de se désagréger ; dans la Ire lombaire, un groupe semblable de cellules remplace le fond d'un cul-de-sac épithélial : les faits de ce genre prouvent que les cellules épithéliales, dans leur élan prolifique, peuvent perdre leur enchaînement habituel pour prendre la vie de cellules indépendantes. La filiation directe entre ces deux éléments est démontrée encore par le voisinage fréquent d'un épithélium multistratifié avec des groupes de nombreuses cellules périépendymaires (Ire lombaire, X^e dorsale). Quel est le sort de ces cellules épithéliales indépendantes ? Leur protoplasma diminue autour des noyaux pour former des prolongements effilés qui contribueront à la formation du réseau fibrillaire. On peut rencontrer des cellules épithéliales à protoplasma très allongé dont le plateau subsiste à une de leurs extrémités. D'autre part, on observe souvent, immédiatement sous l'épithélium, des réseaux fibrillaires clairsemés qui font corps avec ses cellules : du côté de la cavité, leur protoplasma a encore son caractère habituel, du côté de la masse névroglique, il a subi la transformation fibrillaire. Voici des exemples : dans la moelle sacrée, on trouve, noyée dans la masse fibrillaire, une portion d'épithélium dont une partie a conservé sa structure originelle, dans l'autre partie, qui fait suite à la première, les limites du protoplasma deviennent moins nettes et finalement se résolvent en nombreuses fibrilles. Dans la Iᵉ dorsale, certaines parties de l'épithélium se transforment sur place, sans sortir de l'enchaînement, en cellules ramifiées. Les cellules périépendymaires dérivées des cellules épithéliales peuvent se multiplier et former des groupes compacts sans donner naissance aux fibrilles, comme le prouvent les coupes de la Xᵉ dorsale. Nous avons vu plus haut, lorsque nous avons constaté la fragmentation des bourgeons gliomateux, que les cellules épithéliales, en proliférant et pénétrant dans la masse névroglique, perdaient si peu leur caractère qu'elles s'organisaient en membrane et que par conséquent elles ne contribuaient pas à l'augmentation du tissu fibrillaire. Malgré ces faits, le parallélisme entre la prolifération épithéliale et l'augmentation des cellules périépendymaires n'est pas un phénomène général et constant ; par exemple, sur quelques coupes de la IVᵉ lombaire, on trouve une portion d'épithélium non proliféré, située dans l'épaisseur de la paroi syringomyélique, bien loin du bord de la cavité, et il est évident que la prolifération cellulo-fibrillaire de la névroglie ne s'est pas produite aux dépens de l'épithélium, puisque celui-ci ne s'est pas modifié. En outre, dans la Iᵉ lombaire, on trouve à côté de villosités nombreuses, de l'épithélium moins proliféré, avec peu ou sans villosités, et là pourtant les cellules périépendymaires sont plus nombreuses. En somme, la multiplication des cellules épithéliales peut dans certains cas contribuer à l'accroissement des éléments cellulo-fibrillaires, mais ce n'est pas une règle et ces derniers peuvent se multiplier indépendamment des cellules épithéliales. Ce que nous venons de dire du rapport

entre les cellules périépendymaires et les cellules épithéliales
se rattache à l'état actuel de la paroi syringomyélique ou, en
général, à l'état ultérieur du stade embryonnaire de la moelle :
les cellules différenciées ont pris chacune leur place définitive
dans la structure de la paroi du canal central et chacune peut
se multiplier pour son compte. Mais, en constatant le fait de
multiplication indépendante, nous ne nions pas la filiation
embryonnaire entre ces deux espèces de cellules, cette filiation
s'affirme par l'identité de forme, de dimensions, de consistance
et de structure de leurs noyaux. Il faut faire pourtant une ré-
serve pour les cellules à petit noyau rond et compact (moelle
sacrée, XI° dorsale, etc.), celles-ci ne ressemblent guère par
leur noyau aux cellules épithéliales non plus qu'aux cellules
névrogliques, dont les noyaux sont gros, clairs et le plus souvent ovalaires ; nous ne croyons pas qu'elles soient les mêmes
pour les raisons suivantes : les cellules à petit noyau sont
toujours en très petit nombre par rapport aux autres, aussi
bien dans la substance interstitielle du parenchyme de la
moelle que dans la paroi syringomyélique ; d'autre part, les
cellules à gros noyau clair conservent leur forme même en
atteignant le dernier stade de leur vie et jusqu'au moment de
leur décomposition.

La multiplication des cellules périépendymaires va souvent
de pair avec la croissance des éléments fibrillaires comme on le
voit sur les coupes où les excroissances fibrillaires faisant saillie
dans la cavité sont le point de rassemblement de nombreuses
cellules névrogliques (IV° lombaire) et sur la première lombaire où toute la paroi syringomyélique est mince, sauf sur
quelques points dont l'épaisseur est due à l'accroissement des
éléments fibrillaire et cellulaire de la névroglie.

D'autre part nous avons observé sur un grand nombre
hauteurs et noté pour la XI° dorsale, que là où la paroi syringomyélique est très mince ou, en tout cas, plus mince qu'ailleurs, les cellules névrogliques sont très nombreuses ; ce fait
semble prouver que la multiplication des cellules périépendymaires n'est pas un symptôme inséparable de l'accroisse-

ment fibrillaire. Le contraste peut être très accentué, on peut
voir des grands amas de cellules périépendymaires où les fibrilles
sont réduites à leur minimum, de sorte qu'on ne les aperçoit
presque pas; dans la Iᵉ dorsale, la corne antérieure droite,
qui présente un tableau de la destruction avancée, après
la disparition de la paroi syringomyélique, contient un amas
compact de cellules périépendymaires totalement dépourvues de fibrilles. Ici les cellules peuvent être considérées
comme jeunes et n'ayant pas encore poussé de nombreux prolongements, mais pour les nombreux cas de disproportion
entre les deux éléments, cette explication ne suffit pas.

Nous pouvons citer des faits contraires où l'élément fibrillaire prévaut de beaucoup sur l'élément cellulaire: dans la
moelle sacrée la cavité centrale est obstruée et l'épithélium
bousculé est déchiré par le fait de la croissance évidemment
rapide du tissu fibrillaire qui ne contient pas de cellules. Dans
la Xᵉ dorsale nous avons un tableau de croissance vive et
récente (grande variabilité de l'aspect de la cavité, prolifération intense de l'épithélium, nombreux capillaires à paroi
mince) or, là où la cavité s'est divisée, on trouve entre chacune
des nouvelles ainsi formées du tissu fibrillaire plus clair et
moins dense que dans les couches périphériques de la masse
névroglique centrale: ce tissu, produit récent de l'hyperplasie,
ne contient presque pas de cellules névrogliques. D'où on
peut conclure que ces deux éléments peuvent avoir une certaine indépendance individuelle dans leur croissance. On ne
saurait affirmer pourtant que ce sont là deux formes morpho-
logiques distinctes car il est possible que les prolongements
des cellules croissent sans la participation de ces dernières.
Avec des observations de ce genre nous ne pouvons juger si
ces deux éléments (fibrilles et cellules) ont une signification
morphologique distincte comme le pensent Ranvier, Weigert
et Kölliker, ou s'ils n'en ont pas, comme c'est l'opinion de
Golgi, Ramon y Cajal, von Lenhossek, van Gehuchten,
W. F. Robertson et d'autres. D'autre part nous savons que la
masse totale du protoplasma d'une cellule est une entité limi-

tée et que seule l'irritation inflammatoire qui provoque un surcroît d'activité moléculaire peut amener son hypertrophie. Par conséquent, avec nos observations nous nous trouvons en présence de deux solutions : ou les fibrilles sont morphologiquement distinctes des cellules névrogliques et dans ce cas la croissance autonome de ces deux éléments peut être l'effet d'une hyperplasie pure et simple ; ou ils ne constituent qu'un seul élément morphologique et la multiplication fibrillaire ne pourrait être que le produit d'une croissance irritative du protoplasma cellulaire. Nous laissons cette question sans réponse pour le moment.

Retenons que l'élément fibrillaire peut croître sans multiplication préalable des cellules névrogliques ; que ces dernières se multiplient pour leur compte indépendamment des cellules épithéliales ; que celles-ci à leur tour peuvent reprendre par suite de la prolifération la vie indépendante et évoluer vers les cellules névrogliques ce qui d'ailleurs n'est pas un fait général puisque nous avons vu que l'épithélium croît en gardant parfaitement son caractère.

Nos observations nous conduisent à des conclusions différant un peu de celles de Hoffmann, Schlesinger, Babès et Manikalide qui croient que l'hyperplasie périépendymaire (gliose) se fait uniquement aux dépens de l'épithélium du canal central. D'après ces auteurs, les cellules épithéliales seraient le seul élément actif ; quant à nous, nous pensons que l'activité multiplicatrice anime tous les éléments de la paroi syringomyélique à un titre plus ou moins autonome.

L'hyperplasie épithélio-névroglique de la paroi de la cavité centrale ne se fait pas sans l'intervention des vaisseaux ; ceux-ci, en plus ou moins grand nombre et plus ou moins altérés, entourent toujours la masse gliomateuse ; tantôt ils sont accolés à son bord, tantôt ils en sont séparés par une couche mince de fibres nerveuses. Ils peuvent se répartir d'une façon régulière ou se grouper dans des points déterminés. L'altération de leur structure consiste en l'épaississement de leur paroi, surtout de leur tunique externe, en leur dilatation et en celle de leur espace lymphatique. Ces altérations indiquent un état inflammatoire chronique.

Les vaisseaux périgliomateux envoient des rameaux horizontaux de petit calibre jusqu'au voisinage de l'épithélium ; sur plusieurs coupes de la moelle sacrée nous avons observé ce fait très nettement : un d'entre eux donne naissance à deux capillaires horizontaux à paroi épaisse et possédant beaucoup de noyaux. Les capillaires, arrivés sous l'épithélium, prennent le plus souvent une direction verticale. La zone sous-épithéliale du tissu névroglique prolifère fréquemment vers le centre de la cavité et éloigne son bord de sa situation première ; il se crée alors un nouveau cercle sous épithélial de vaisseaux, ce qui fait que sur beaucoup de coupes nous en voyons trois rangs, un sous-épithélial, un profond et un périgliomateux. Les vaisseaux de la paroi syringomyélique peuvent subir différentes modifications : ils s'épaississent, se dilatent, se transforment en blocs fibreux ou, en s'interrompant, donnent lieu à des hémorragies plus ou moins fortes dont témoignent des globules ou pigments sanguins. Ils peuvent subir la dégénérescence hyaline.

Les vaisseaux sous-épithéliaux, les vaisseaux profonds et beaucoup de vaisseaux périgliomateux sont des produits de néoformation. Autant qu'on peut en juger d'après les faits que nous avons cités dans la description de nos coupes, cette néoformation a lieu durant toute la vie des individus. La formation vasculaire accompagne toutes les péripéties du bord de la paroi syringomyélique : bourgeons dans la moelle cervicale, papilles dans les parties inférieures de la moelle et, en général, toutes les formes de croissance épithélio-névroglique. On trouve quelquefois à la place de l'épithélium dégénéré, au milieu d'un tissu fibrillaire lâche, des vaisseaux larges, à paroi relativement mince, remplis de sang, qu'on ne saurait accuser des dégâts subis par les tissus environnants car ils sont en parfait état fonctionnel. Il faut les considérer comme des vaisseaux de néoformation qui ont pénétré, après coup, la zone raréfiée. Citons encore le développement d'innombrables vaisseaux dans le tissu gliomateux de la moelle cervicale. Les parties latérales de la paroi syringomyélique ont tout à fait l'aspect d'un gliome télangiectasique et pourtant les parties postérieures sont presque dépourvues de vaisseaux. Ceci nous porte à croire que l'hyperplasie vasculaire s'est faite tardivement.

Nous n'avons pas besoin d'insister davantage sur ce fait que la croissance gliomateuse et la multiplication vasculaire sont des phénomènes concomitants : bourgeons, papilles et autres formes hyperplasiques sont accompagnés de vaisseaux autour desquels les éléments névrogliques prolifèrent. Mais nous attirerons l'attention sur le rôle actif et très important que jouent les vaisseaux dans ces phénomènes. En rappelant le fait cité tout à l'heure, de la néoformation vasculaire à la place des tissus détruits, nous voyions que la croissance vasculaire peut continuer après la disparition des tissus, ce qui ne doit pas étonner, puisque ce sont eux qui reçoivent d'abord les substances nutritives. Si le vaisseau nouveau venu tombe dans un milieu d'éléments capables de se multiplier, il provoque la prolifération.

Nous avons vu dans la 1re lombaire un vaisseau se loger immédiatement sous l'épithélium, le soulever, et, sur d'autres points des mêmes coupes, on observe des papilles (villosités épithéliales remplies de fibrilles névrogliques irradiées) contenant chacune un vaisseau à sa base. Il faut rapprocher ces deux faits et considérer le vaisseau logé sous l'épithélium comme étant à un stade antérieur à celui de la papille. A propos de la croissance des cellules épithéliales, des cellules périépendymaires et des fibrilles dans les bourgeons de la moelle cervicale des deux cas, nous avons vu que ces éléments peuvent conserver une certaine indépendance, mais le tout se trouve subordonné à une condition plus générale : c'est la présence d'un vaisseau qui stimule la prolifération tantôt d'un élément, tantôt d'un autre ; l'effet peut être différent, mais le fait est qu'il n'y a pas de bourgeon sans vaisseau. Dans certains segments, il y a dans la cavité de très nombreux îlots gliomateux ; le plus petit même a son vaisseau. Citons un fait qui est intéressant à notre point de vue : la fente que nous avons observée dans le bulbe de Gav... et qui contient par ci par là du tissu névroglique et des vaisseaux, finit sur certaines coupes au niveau des noyaux de l'hypoglosse et du pneumogastrique, mais entre ces deux noyaux, et en continuation parfaite avec la fente, nous apercevons une rangée de vaisseaux épaissis, coupés transversalement, qui va jusqu'au bord du quatrième ventricule. La provenance vasculaire de cette lésion bulbaire a déjà été signalée par Schlesinger ; la continuation de la fente par la rangée vasculaire dans le tissu normal est une preuve de plus.

Si nous examinons les différents modes de destruction de la paroi syringomyélique, nous voyons que les vaisseaux jouent partout un rôle important. C'est la dégénérescence vasculaire qui est la cause principale des phénomènes destructifs de cette paroi. Par exemple, lorsqu'un vaisseau se rompt, l'hémorragie consécutive dont nous avons souvent relevé les traces provoque une dissociation des tissus directement intéressés et les tissus environnants meurent par ischémie. Dans d'autres cas, la destruction résulte de la multiplication vasculaire disproportionnée au pouvoir prolifique des éléments névrogliques ; cette multiplication vasculaire a deux effets, ou elle entraîne le morcellement de la paroi syringomyélique et la décompose en petites parcelles ; ou bien elle détruit mécaniquement les éléments névrogliques qui, pris entre deux ou plusieurs vaisseaux dont les tuniques externes s'hypertrophient, se trouvent comprimés et se détruisent de telle sorte qu'il ne reste qu'un îlot fibro-vasculaire à la place du tissu névroglique.

De quelque côté que nous retournions la question, nous voyons que la multiplication vasculaire est le phénomène principal qui commande toutes les autres manifestations de la croissance et de la décroissance des tissus de la paroi syringomyélique.

Beaucoup d'auteurs ont noté des altérations vasculaires dans les moelles syringomyéliques ; épaississement, dégénérescence hyaline, dilatation, prolifération ; nous citerons

Joffroy et Achard, Oppenheim, A. Pick, E.-A. Homen, Holschewnikoff, Zénoni; certains d'entre eux ont insisté sur le rôle important que jouent les vaisseaux dans la formation des cavités, Korb, Minor, Schlésinger. Van Gieson et Minor citent des faits qui peuvent être considérés comme des preuves du rapport intime des phénomènes de la croissance gliomateuse avec la vascularisation. Schultze et Hoffmann n'attribuent aucune importance au rôle des vaisseaux dans le processus anatomo-pathologique de la syringomyélie, le dernier même, quand il trouve de l'infiltration cellulaire des gaines lymphatiques des vaisseaux ou d'autres lésions, les considère comme des accidents myélitiques ou méningitiques tout fortuits, ou les explique comme une affection sénile surajoutée qui ne se rencontre pas chez les individus jeunes. Pourtant, dans le cas de Minor, il s'agit d'un sujet de 12 ans chez qui l'auteur a constaté le rôle actif des vaisseaux dans l'économie du tissu gliomateux.

Si nous examinons la façon dont se fait l'extension de la néoplasie gliomateuse vers la périphérie, nous remarquerons que les vaisseaux jouent aussi dans ce processus un rôle important et qu'en cet endroit ils sont très nombreux, pour la plupart de petit calibre et à paroi épaisse. Ils provoquent autour d'eux l'hypertrophie névroglique qui envahit la substance nerveuse, d'où il résulte que l'extension de la névroglie centrale se fait non seulement grâce à la croissance de ses éléments propres, mais aussi par la prolifération des éléments interstitiels de la moelle elle-même. Le point de départ de l'excitation à la prolifération vasculaire et interstitielle se trouve dans la névroglie centrale, constituant la lésion propre de la syringomyélie.

L'extension de la néoplasie centrale se fait plus facilement du côté de la substance grise que de celui de la substance blanche, c'est-à-dire du côté des cordons postérieurs; cela en raison de la résistance plus grande qu'opposent ces cordons.

Nous avons noté dans nos descriptions quelques phénomènes de refoulement des tissus nerveux, de tassement des fibres dans les parties latérales de la substance grise et l'enfoncement des restes de la commissure grise entre les cordons postérieurs. Ces faits ne seraient pas compatibles avec le mode d'expansion de la néoplasie centrale, que nous venons de décrire, mais il s'explique par la concomitance de l'hydromyélie et par la croissance des parties internes de la paroi syringomyélique.

A un certain moment, quand, autour de la masse gliomateuse centrale, la vascularisation se fait trop rapidement pour que la prolifération névroglique puisse la suivre, quand les vaisseaux subissent vite des altérations telles que : dilatation des gaines lymphatiques, épaississement des tuniques et surtout de la tunique externe, dégénérescence hyaline, la sclérose périgliomateuse est pour ainsi dire insuffisante à constituer un tissu massif, se creuse de lacunes et se ramollit.

Nous croyons que la sclérose des cordons latéraux et postérieurs est, elle aussi, l'effet de l'irritation chronique périgliomateuse. Cette sclérose est diffuse ou se localise en certains points (sclérose en virgule de Schultze, zone étroite entre les faisceaux de Goll et de Burdach, sclérose des sommets de ces cordons) que nous avons observés sur nos coupes. Oppenheim, Schlesinger et A. Pick ont déjà, d'ailleurs, manifesté cette opinion.

Il faut rapprocher de ces observations les multiples cas de leptoméningite locale qu'Hoffmann lui-même considère comme une lésion fréquente dans la syringomyélie et que nous avons observés nous-même, surtout là où la cavité centrale arrive jusqu'au bord de la moelle. Elle est un phénomène d'inflammation chronique intimement lié à la lésion syringomyélique proprement dite et provoqué par elle.

Il résulte pour nous de l'étude des faits que la lésion syringomyélique aussi bien du côté de la cavité centrale que vers sa périphérie a évolué durant toute la maladie autour du canal central. Mais on peut se demander si l'hydromyélie (élargissement du canal de l'épendyme) se développait en même temps que la syringomyélie (hypertrophie gliomateuse). Il nous semble que la dilatation du canal central a précédé l'hypertrophie de sa paroi, et cela pour la raison suivante : l'hydromyélie surpasse de beaucoup la syringomyélie. Malgré son rôle actif l'épithélium ne saurait préserver la cavité centrale de l'envahissement du tissu périépendymaire, pourtant celui-ci ne l'a pas pénétrée sauf sur les IX° et X° segments dorsaux. En supposant que la croissance épithéliale et celle du tissu périépendymaire aient été parallèles, on s'attendra à un rétrécissement plutôt qu'à un élargissement du canal central et pourtant nous constatons sa dilatation. Cette dilatation peut se faire en certains endroits aux dépens de la paroi, par destruction, mais cette cause est insuffisante à expliquer l'élargissement presque uniforme et gradué de la moelle entière.

Quand l'hydromyélie a-t-elle débuté ? Il ne semble pas que ce soit en même temps que la maladie puisque dans les régions dorsale et lombaire nous trouvons des lésions hydro-syringomyéliques assez accentuées sans que l'histoire clinique des malades ait révélé des signes pathologiques dans les parties inférieures du corps. — Il y a lieu de supposer que l'hydromyélie était congénitale; si nous comparons les dimensions des altérations centrales aux diamètres des coupes dans les régions dorsale et lombaire, nous constatons que ces dimensions sont relativement très grandes sans que la substance grise en soit sensiblement diminuée, comme on peut s'en rendre compte sur la I° lombaire dont nous donnons un dessin. Si la dilatation de la cavité s'était faite aux dépens de la substance grise, celle-ci aurait disparu, d'autant plus que la moelle elle-même n'a pas bougé. Le fait de la conservation relative de la substance grise s'explique par la malformation originelle du canal central. Sa paroi en s'hypertrophiant s'est surtout développée dans le sens du septum médian postérieur en détruisant presque antérieurement la commissure grise ; mais dans le sens transversal sa croissance allait de pair avec celle de la moelle elle-même.

Tant que les malades n'étaient atteints que d'hydromyélie ils ne ressentaient rien, mais l'hypertrophie de la paroi du canal central survenant a provoqué l'envahissement de la substance blanche et donné naissance aux symptômes cliniques.

Étant donné d'une part : l'étendue des lésions, la consistance compacte du tissu gliomateux très riche en fibrilles et les lésions vasculaires très avancées, et de l'autre le tableau clinique, la syringomyélie proprement dite a débuté dans le renflement cervical et a progressé, en haut vers le bulbe et en bas vers la moelle sacrée. Les lésions syringomyéliques se cantonnent autour du canal central et leur propagation se fait d'une façon lente et continue. Le processus anatomo-pathologique s'accentue par endroits. Ici nous remarquons que l'hypertrophie gliomateuse se produit indifféremment sur tous les points du canal, de préférence pourtant à sa partie postérieure, ce que nous expliquons par le peu de résistance qu'offre la commissure grise. — Dans la moelle sacrée et dans la partie inférieure de la moelle lombaire, la syringomyélie est à son début si on en juge par le peu d'étendue des lésions, la multitude des noyaux et le peu de consistance du tissu fibrillaire.

Comment interpréter la nature du processus anatomo-pathologique de la syringomyélie ? Est-ce le résultat de la malformation congénitale ? Évidemment la maladie s'est développée sur ce terrain, mais les observations que nous avons développées plus haut nous font supposer que la syringomyélie est une lésion surajoutée à l'hydromyélie. — Nous avons vu que l'hypertrophie gliomateuse ne provient pas seulement de la multiplication épithéliale, que les cellules périépendymaires peuvent se multiplier pour leur propre compte et que les éléments fibrillaires peuvent croître eux aussi indépendamment de la multiplication cellulaire ; en outre, l'expansion de la néoplasie vers la périphérie peut avoir lieu aux dépens du tissu interstitiel de la moelle elle-même. En outre toutes les manifestations de la croissance et de la décroissance du tissu gliomateux sont intimement liées au sort de la vascularisation. En nous basant sur ces faits, nous supposons que l'hyperplasie gliomateuse n'est pas une simple hypertrophie des tissus

— Pour admettre l'hypothèse de la simple hypertrophie de la « gliose primitive » on est obligé de supposer avec Hoffmann que le point de départ de l'hypertrophie est le reste du canal embryonnaire de l'épendyme, conservé chez l'adulte et qui, à un moment donné, s'anime d'une activité prolifique et crée le tissu gliomateux. Les faits que nous avons observés ne pourraient pas s'adapter à cette théorie. S'il y avait inclusion du tissu embryonnaire, c'est là que devrait résider le point de départ de l'hyperplasie et, d'après Hoffmann, c'est la ligne de fermeture du canal (Schliessungslinie), mais nous avons vu que tous les points de la paroi syringomyélique sont capables de donner naissance à la prolifération de ses tissus, ce qui veut dire que le canal tout entier et toute la circonférence de l'épithélium peuvent participer à ce travail pathologique. — Dans la description des lésions de la moelle cervicale nous avons noté des phénomènes de croissance exubérante des tissus à côté de manifestations de destruction très avancée ou à côté de tissus très avancés en âge ; ce fait prouve qu'à n'importe quel point de la paroi syringomyélique et à n'importe quel stade de l'évolution de la maladie la prolifération peut s'accomplir aussi vigoureusement qu'à son début. — Si la propriété embryonnaire seule pousse les cellules à se multiplier, elles devraient longtemps avant la mort des individus sortir de l'état primitif pour se métamorphoser en éléments adultes puisque le cercle d'évolution de chaque cellule embryonnaire est restreint. Un canal central, qui ne serait pas sorti de l'état embryonnaire après des dizaines d'années d'évolution, serait chose incompréhensible pour nous. — D'autre part, le rapport étroit des différentes manifestations de croissance et de décroissance de la paroi syringomyélique avec l'état des vaisseaux semble aussi indiquer que nous n'avons pas affaire à une simple hypertrophie et que c'est l'irritation qui préside au processus anatomo-pathologique. Il est probable que l'irritation est la cause de l'hypertrophie congénitale du canal de l'épendyme et que sur un terrain vicié le surmenage, le traumatisme, l'infection ou toute autre cause a déter-

miné un nouveau travail hypertrophique ; l'élément d'irritation semble exister toujours dans la moelle puisqu'à n'importe
quel âge et à n'importe quel point la prolifération reprend de
plus belle. — Comme nous l'avons vu le travail pathologique
se limite, tout le long de la moelle, à l'épendyme, aux tissus
périépendymaires, en un mot à la substance gélatineuse centrale des moelles normales, la participation des tissus de la
moelle n'est que secondaire et se produit sous l'influence du
tissu néoplasique du canal central. Nous acceptons volontiers
l'idée de Hallopeau (sclérose périépendymaire) en la modifiant
dans ce sens que pour nous l'épithélium joue un rôle très important dans l'hypertrophie de la paroi du canal central et que
c'est la substance gélatineuse, en un mot l'épendyme tout
entier qui est le siège primitif et principal des lésions hyper-
trophiques de la syringomyélie. *Ce serait alors une épendymite
chronique progressive.* Cette conclusion n'est pas générale,
mais s'applique aux cas semblables aux nôtres. Par là nous
ne voulons nullement préciser la pathogénèse de nos cas de
syringomyélie, puisque vous ne connaissons pas le genre
d'irritation qui pousse les tissus à la prolifération ; mais
nous voulons formuler notre conception du processus anatomo-pathologique de la syringomyélie qui n'est pas l'effet
d'une simple hypertrophie, mais bien le résultat d'une irritation.

Nous signalons d'après Hoffmann que Kahler, Daxemberg,
Strumpell, Erb, Gowers sont d'avis que la syringomyélie centrale (gliose de Hoffmann) peut être le résultat d'une inflammation chronique de la moelle greffée sur la malformation
congénitale. Au dernier congrès de Paris, M. Préobrajensky
(de Moscou) est arrivé à cette conclusion que la prolifération
gliomateuse est une hyperplasie d'ordre inflammatoire.

Passons à l'examen de la substance parenchymateuse de la
moelle.

Nous avons décrit dans une note communiquée à la *Société
de neurologie* de Paris les lésions névromateuses des moelles que nous étudions ici. Dans cette communication que

nous avons faite avant d'avoir fini l'examen complet des pièces et surtout des nerfs, nous avons supposé que les lésions
des nerfs périphériques du plexus brachial pouvaient être pour
quelque chose dans la topographie des névromes. Après l'examen nous constatons que les nerfs, bien qu'altérés, ne sont
pour rien dans les troubles de la moelle dont les lésions
névromateuses sont des perturbations toutes locales produites
ou par l'interruption des fibres ou par l'irritation, tout comme
les lésions syringomyéliques centrales. — On trouve des
névromes à la place des cornes antérieures et dans les cordons postérieurs. Un cordon entier ou une grande partie de
ce cordon peut se transformer en névromes diffus présentant
par places des nodules distincts. Cette transformation a toujours lieu là où la paroi syringomyélique a disparu ou est le
siège d'un vif travail de destruction par les vaisseaux ; les
cordons altérés sont totalement ou particulièrement dégarnis
de la paroi gliomateuse et mis en contact immédiat avec la
cavité. — Ces circonstances sont-elles nécessaires pour provoquer des troubles dans les cordons ? C'est possible. —
L'examen des coupes des différentes hauteurs nous montre
que là où les cordons postérieurs sont tapissés d'une couche
gliomateuse, si mince soit-elle, il n'y a pas de lésions névromateuses. Mais nous supposons que la coïncidence de ces
troubles avec le travail distinctif vigoureux dans la paroi syringomyélique est le fait de l'état inflammatoire plus intense dans
ces points. Ce qui nous autorise à faire cette supposition c'est
la constatation de l'hyperplasie des tissus interstitiels, névroglie et vaisseaux, partout où il y a transformation névromateuse des fibres nerveuses des cordons postérieurs. — Pour
l'exemple nous citons la VIIIe cervicale de Gav... où nous
trouvons dans les cordons de Goll des grosses plaques de
transformation névromateuse situées loin de la cavité au bord
postérieur de la moelle et qui sont envahies par un tissu interstitiel compact ; ces plaques se détachent bien des environ-
nantes où le tissu interstitiel est infime au-dessous de la normale ; on y voit aussi de nombreux vaisseaux plus ou moins

altérés dont le rôle doit être si important dans ces altérations puisque les petits nodules distincts qui se forment dans la masse névromateuse diffuse en possèdent toujours un à leur centre ou à leur périphérie.

Dans un travail de Pick (« Beitraege » in *Arch. f. Psychiatrie*, Bd. 31, Heft. 5, texte et figure 83) on trouve une formation semblable ; la mort du sujet a interrompu la marche d'une syringomyélie méconnue. Dans le tiers ventral d'un des cordons postérieurs l'auteur a trouvé un foyer de fibres nerveuses horizontales et obliques contenant un grand nombre de noyaux libres et de corpuscules amylacés. L'auteur considère ce fait comme une malformation congénitale, mais l'accumulation des corpuscules amylacés, des noyaux libres, prouve que c'est un travail d'irritation locale qui est la cause de ce trouble.

Nous devons citer un fait qui milite en faveur de notre opinion dans le cas de Gas... comme dans celui de Gav...: la VI° cervicale du 1° cas et la VII° du 2° cas, qui sont superposées aux hauteurs où l'on constate de la transformation névromateuse des tissus, ne laissent rien voir de ce profond trouble qu'ont subi les fibres nerveuses sous-jacentes : dans les points correspondant aux foyers d'altération où les fibres présentaient plutôt l'aspect d'un tas de paille et semblaient jetées au hasard, elles ont une disposition tout à fait normale.

Ceci nous montre que la transformation névromateuse est l'effet d'une action purement locale qui a provoqué la prolifération des fibres nerveuses dans un point donné, sans troubler le parcours vertical de la fibre ; ce sont peut-être les collatérales qui contribuent à former le tableau anormal des VII° cervicale de Gass... et VIII° de Gav... — D'autre part nous pouvons tirer de ces faits cette conclusion que l'état de transformation névromateuse des cordons postérieurs n'est pas l'expression d'une régénération des fibres, car comme elles ne sont pas interrompues elles n'ont pas besoin d'être régénérées. Il faut donc distinguer les névromes de régénération des névromes d'irritation.

Ce qui nous confirme dans cette opinion, c'est qu'un bon

nombre des fibres constituant la masse névromateuse de la
VII° cervicale de Gass... sont décolorées et semblent se confondre avec la masse informe du tissu interstitiel dégénéré ;
mais en regardant de près nous voyons que leur cylindraxe
existe : la myéline seule a donc souffert (comme dans la sclérose en plaque) et ceci prouve que l'élément d'irritation est
d'origine interstitielle et locale, puisque plus haut les mêmes
fibres pocèdent leur myéline bien colorée autour du cylindraxe.

Nous employons le terme « transformation névromateuse »
bien que nos cas rappellent les neuro-gliomes décrits par Klebs
dans le cerveau et la moelle: nous le faisons uniquement pour
indiquer le processus même de la formation qui consiste en
une transformation du cordon entier ou de sa plus grande
partie en une masse névromateuse diffuse.

Il y a quelque différence entre nos cas et les neurogliomes
de Klebs ; chez cet auteur c'étaient de véritables tumeurs ma-
croscopiques qui constituaient les lésions principales de la
moelle et elles faisaient des saillies notables dans la cavité rachi-
dienne; chez nous ce sont des lésions secondaires et elles ne
déforment en rien les contours de la moelle : cette transformation se fait dans la limite même du cordon donné. Dans
ces cas de transformation névromateuse, les fibres nerveuses
hyperplasiques disséminées au petit hasard, ou entortillées en
nodules névromateux distincts, sont l'effet d'une irritation
locale.

Comme nous l'avons déjà dit les névromes (Neuromaverum
de Virchow) situés dans la région de la corne antérieure
semblent, comme le pense le Dr Raymond, être souvent
la production de la régénération des fibres nerveuses au niveau de leur interruption par le processus syringomyélique.

En passant, notons que nous avons trouvé sur les pièces à
nous confiées par M. le Dr P. Marie, dans deux cas de syringomyélie à mains non succulentes, des névromes, sans traces
de transformation névromateuse.

Dans nos deux cas nous avons relevé des fibres à parcours

anormal, même des petits faisceaux entiers disposés en anse autour d'un vaisseau. — Ces anomalies se rencontrent un peu partout dans la moelle dorsale et dans la moelle cervicale ; le Dr Pick a déjà signalé ce fait et le considère comme une malformation congénitale.

A propos de la commissure grise postérieure, nous rappelons que dans presque toute la moelle dorsale et dans une grande partie de la région lombaire elle a presque entièrement disparu ; sur beaucoup de hauteurs elle n'existe pas du tout, sur d'autres, les quelques fibres qui la représentent (2 ou 3) sont absolument insuffisantes à expliquer l'intégrité du sens thermique et algésique dans les deux tiers inférieurs du corps. Le schéma des troubles sensitifs fait par M. Marinesco peu de temps avant la mort des individus montre les troubles thermo-analgésiques s'arrêtant à peu près à la hauteur des mamelons, tandis que les lésions de la commissure grise postérieure sont visibles sur toute la moelle dorsale et presque toute la moelle lombaire. — D'après ces observations, les fibres de la sensibilité thermique et douloureuse ne passeraient pas par la commissure grise postérieure, mais par les commissures grise et blanche antérieures. — On pourrait rapprocher de cette observation les faits expérimentaux de Auerbach qui, ayant détruit les cornes postérieures et une grande partie des cordons latéraux chez des animaux, a vu des fibres dégénérées passer par la commissure blanche et se loger dans la zone limitante latérale de la substance grise (Vorderseitenstrangsreste de Flechsig).

Comme nous l'avons vu dans la description des coupes, à la hauteur des IIIe, IVe et Ve dorsales, la moitié antérieure de la substance grise est bordée par une mince bande compacte de fibres nerveuses non dégénérées, en dehors de laquelle se trouve une zone plus large constituée par un tissu dégénéré mélangé de fibres normales. Les deux zones s'avancent même un peu au-devant de la tête de la corne antérieure ; en dehors de la zone de sclérose, le reste du cordon antéro-latéral est normal. La bande scléreuse qui est forte à la 3e dorsale diminue d'intensité à la 4e et est à peine visible à la 5e. C'est très probablement une dégénérescence des fibres commissurales courtes, correspondant, à la 2e dorsale, à la destruction des parties les plus profondes de la substance blanche. La couche la plus profonde de la zone limitante latérale qui touche immédiatement à la moitié antérieure de la substance grise et qui n'est pas dégénérée, est donc constituée exclusivement par des fibres ascendantes. L'autre couche est composée de fibres commissurales courtes, ascendantes et descendantes.

D'après la description des lésions de la moelle, dans la partie supérieure de la région dorsale et dans la région cervicale, nous voyons que la substance grise est complètement détruite, sauf dans quelques minimes parties des cornes antérieures. Cette destruction est si complète qu'en regard des cornes postérieures, la couche marginale de la névroglie a même disparu, de sorte que la pie-mère se trouve en contact immédiat avec la cavité centrale. Dans ce cas, toute fibre radiculaire pénétrant dans la moelle à travers la substance grise des cornes postérieures était forcément détruite et par conséquent la communication des faisceaux sensitifs des cordons latéraux avec la périphérie était interrompue : ce qui se traduit d'ailleurs sur nos coupes par les zones de sclérose dans le domaine du faisceau de Gowers et du faisceau cérébelleux direct. Les seules fibres radiculaires qui ont pu éviter la destruction sont celles qui pénètrent directement dans les cordons postérieurs. Il est donc logique de conclure que la conservation des fibres et la persistance de la sensibilité tactile sont deux faits parallèles.

De nombreux savants, Bechterew, Ferrier, Thurner, Raymond, van Gehuchten sont arrivés, par leurs recherches expérimentales et cliniques, à douter de la vérité de la conception de Schiff quant au passage des fibres de la sensibilité tactile par les cordons postérieurs ; nos faits confirment pourtant cette opinion.

Nous expliquons donc la conservation de la sensibilité tactile par la conservation, dans les cordons postérieurs, des fibres correspondantes : et la perte de la sensibilité thermique et douloureuse par la destruction des fibres correspondantes de la substance grise. — Roth a donné une autre explication de la thermo-analgésie, il suppose qu'il circule dans la moelle une substance toxique dont l'action est plus forte sur les fibres de la sensibilité thermique et douloureuse que sur celles de la sensibilité tactile ; avec cette théorie on n'explique la thermo-analgésie ni par la destruction directe, ni par le siège de la lésion. Cette explication semble être acceptée par M. Hauser dans sa thèse inaugurale. — En nous basant sur les détails trouvés dans nos deux cas, nous ne pouvons admettre cette manière de voir. 1° Nous avons vu que le siège principal et primitif du processus pathologique est l'épendyme et que la lésion se propage autour de ce foyer dans la substance parenchymateuse par poussées localisées ; il n'y a pas, en général, de signes d'irritation distants, ou du moins ils sont rares, comme, par exemple, les foyers de transformation névromateuse dans le cas de Gav..., encore sont-ils eux aussi des phénomènes locaux, c'est-à-dire des manifestations d'une irritation locale qui ne se propage en aucun sens ; 2° on rencontre quelquefois loin des lésions centrales des vaisseaux altérés, mais cela s'explique par la propagation directe de l'élément d'irritation du foyer central, propagation qui se fait par l'intermédiaire de sa paroi ou de son espace lymphatique ; nous avons une bonne preuve de la non-intervention d'une substance toxique dans les lésions des vaisseaux, c'est que ceux-ci siègent presque toujours au milieu d'un tissu nerveux parfaitement normal. Nous remarquons que parfois, rarement du reste, les vaisseaux altérés de la substance parenchymateuse siègent au milieu des foyers de sclérose, mais ce sont des foyers purement locaux, comme nous l'avons vu plus haut, dans un cordon antérieur ; 3° dans la partie consacrée à la description des coupes, nous avons observé des fibres nerveuses tout à fait normales dans le voisinage immédiat de la formation gliomateuse centrale ; les fibres des cordons postérieurs qui parfois sont repoussées par l'expansion gliomateuse loin de leur siège primitif, peuvent persister longtemps au milieu d'un tissu pathologique. — Les cellules des colonnes de Clarke peuvent confiner à la substance gliomateuse centrale sans en souffrir beaucoup. Les cellules et les fibres de la substance grise sont détruites d'une façon mécanique ; elles périssent quelquefois, par suite d'une myélite secondaire, mais, comme nous l'avons déjà vu, ce sont des phénomènes toujours locaux. Ces faits s'opposent à l'admission de l'hypothèse de Roth ; la moelle syringomyélique ne baigne pas dans un liquide toxique et celui-ci ne circule pas dans toute la moelle. S'il y a des produits toxiques, il ne faut les chercher que dans le foyer gliomateux et ils n'influencent pas la substance parenchymateuse environnante. Nous n'avons qu'à rappeler ce fait que les lésions syringomyéliques des trois quarts de la moelle dorsale, qui sont pourtant assez manifestes, n'ont pas provoqué de signes cliniques. Il faut donc expliquer la thermo-analgésie par la destruction des fibres sensitives et non par leur intoxication. Ceci nous amène de nouveau à la conclusion que la conservation de la sensibilité tactile n'est due qu'à la conservation d'une certaine catégorie de fibres qui ne peuvent se trouver ailleurs que dans les cordons postérieurs.

Dans le bulbe nous avons trouvé des lésions sur plusieurs desquelles nous attirons ici l'attention. La moitié inférieure du faisceau solitaire du côté droit est détruite par le foyer lacuneux ; cette lésion n'a pas provoqué de symptômes cliniques, respiratoires ou cardiaques. Là où le faisceau solitaire droit réapparaît, il est moins riche en fibres nerveuses que celui du côté opposé, mais cette différence n'est pas très grande et disparaît bien vite, ce qui prouve que s'il y a dans ce faisceau des fibres ascendantes et descendantes, ces dernières surpassent de beaucoup les premières.

Le foyer lacuneux du bulbe, tel que nous l'avons décrit dans notre cas, a déjà été vu par Schlesinger ; dans le cas de cet auteur comme dans le nôtre, la fente commence tout près de la couche marginale de la névroglie, entre le noyau de l'hy-

poglosse et le noyau du vague, le parcours et la terminaison
de ce foyer sont aussi absolument semblables, il en est de
même de leur caractère anatomo-pathologique. Outre ce foyer
lacuneux Schlesinger a rencontré un autre foyer purement
médian, situé plus bas que le calamus scriptorius. Cet auteur
attribue à cette dernière variété une origine embryogénique.
Sans attacher à notre observation une trop grande importance,
nous devons pourtant attirer l'attention sur ce fait que la topographie toujours constante du foyer lacuneux que nous trouvons sur nos coupes coïncide étrangement avec celle du *sillon
latéral* du névraxe embryonnaire; comme ce dernier marque la
limite entre sa *lame fondamentale* (partie ventrale, zone motrice) et la lame alaire (partie dorsale, zone sensitive), notre
foyer lacuneux sépare toujours les zones motrice et sensitive.

Nous n'insistons pas sur cette coïncidence, puisque rien de
positif ne peut être noté pour soutenir la provenance embryogénique de notre foyer lacuneux. Mais ce qu'on peut affirmer
c'est que le rôle des vaisseaux dans cette lésion est important,
autant qu'on peut en juger d'après nos coupes; outre que les
vaisseaux au milieu des foyers lacuneux sont altérés, on voit
sur quelques coupes que là où la lésion proprement dite s'arrête,
les vaisseaux épaissis et nombreux continuent la direction du
foyer lacuneux vers la superficie du quatrième ventricule et
sont, pour ainsi dire, les précurseurs des lésions inflamma-
toires.

Nous avons trouvé dans la main succulente des lésions de
la peau (atrophie des glandes et des papilles, dégénérescence
graisseuse du derme, hypoplasie vasculaire), aux phalanges
(atrophie de la substance compacte, et dégénérescence graisseuse des parties centrales) dégénérescence graisseuse complète
des petits muscles de la main; aux nerfs périphériques de
l'avant-bras (dégénérescence des fibres, sclérose interstitielle,
épaississement des gaines lamelleuses, dégénérescence graisseuse du tissu interfasciculaire et épaississement ou dégénérescence hyaline des vaisseaux).

Comment expliquer ces troubles trophiques? par lésion

médullaire ou par lésion nerveuse? Dans ce dernier cas il faudrait supposer de la névrite périphérique indépendante des lésions de la moelle ; mais alors les lésions indépendantes des nerfs ajoutées aux lésions provoquées en eux par les altérations profondes de la moelle devraient déterminer un état de sclérose surpassant de beaucoup celui que nous trouvons réellement dans les nerfs. Si nous comparons ces nerfs altérés, avec les racines correspondantes de la moelle, nous serons convaincu que ces dernières, et surtout les antérieures qui ne sont que des blocs fibreux munis de rares fibres nerveuses, présentent un degré d'altération beaucoup plus marqué que celui des nerfs. Le Pr di Lutzenberger croit que les lésions névritiques sont indispensables pour expliquer la main succulente. Beaucoup d'auteurs comme Weir Mitchell, Romberg, Vulpian, Bidder ont constaté des troubles trophiques après les lésions des nerfs périphériques. M. P. Marie nous a montré dans son service de Bicêtre un malade qui, après un phlegmon du bras, conserve actuellement une main succulente ressemblant à celle décrite par M. Marinesco.

Mais d'autre part Joffroy et Achard, Gombault, Gombault et Philippe, Hoffmann, Homén, Holschewnikoff, ont trouvé chez les syringomyéliques des lésions des nerfs périphériques, mais ils n'ont pas relevé des troubles trophiques rappelant la main succulente. Nous-même nous avons examiné dans le laboratoire de M. P. Marie les nerfs de deux cas de syringomyélie sans troubles trophiques des mains et dans les deux cas nous avons constaté des lésions des nerfs périphériques plus accentuées même que dans ceux qui nous occupent à présent. Pour ces motifs nous croyons qu'il faut chercher ailleurs la source des troubles trophiques des mains succulentes et que s'il y a névrite, elle est consécutive aux altérations de la moelle. Nous avons trouvé dans les nerfs de la dégénérescence graisseuse très marquée des tissus interfasciculaires, ce n'est pas une lésion commune dans les névrites, mais nous la considérons comme un trouble trophique d'origine médullaire, tout comme les altérations de la peau, des os et des muscles de la main.

Si nous cherchons dans la moelle l'explication des troubles trophiques des mains, nous y trouvons des vastes lésions des substances grise et blanche, des lésions trop vastes même pour trouver une localisation précise et trop vastes surtout en comparaison du champ assez restreint des troubles trophiques. M. Marinesco a noté de l'atrophie de la plupart des muscles innervés par le plexus brachial, ce qui s'explique par les lésions correspondantes des cornes antérieures de presque tout le renflement cervical ; mais les troubles trophiques dégénératifs de la peau, des os, des muscles et des nerfs qui sont limités à la partie terminale de l'extrémité supérieure ne sauraient correspondre exactement aux lésions de la moelle ; pour une destruction presque totale de la substance grise dans la plus grande partie de la moelle cervicale, l'étendue des troubles trophiques est trop petite et nous n'hésitons pas à conclure qu'il n'y a pas de rapport direct entre les troubles trophiques dégénératifs et les lésions médullaires. Hoffmann fait remarquer que si les troubles trophiques étaient la stricte conséquence des lésions médullaires, dans beaucoup de cas on devrait voir la mortification de membres entiers. Quand on examine les moelles cervicales syringomyéliques, dans la plupart on trouve une destruction presque complète de la substance grise et peu de troubles trophiques, on doit donc accepter cette manière de voir et considérer les troubles trophiques, comme une conséquence des troubles vaso-moteurs, qui produisent une perturbation de la nutrition des tissus. Dans notre cas (Gav...), les troubles vaso-moteurs, d'origine centrale, ont amené d'abord une altération des vaisseaux, leurs parois ont subi la dégénérescence hyaline (comme ceux des nerfs périphériques), un grand nombre d'entre eux ont même complètement disparu : c'est ce qui nous explique l'hypoplasie vasculaire (surtout des petits vaisseaux) que nous avons notée au cours de la description des lésions de la main. Ces altérations vasculaires, qui ont occasionné une diminution de la circulation sanguine, étaient la cause de la cyanose et de l'hypothermie au point de vue clinique, et de la dégénérescence graisseuse du tissu conjonctif sous-cutané (faux œdème) au point de vue anatomo-pathologique: il est probable que les troubles trophiques, résorption osseuse, disparition des glandes cutanées, des papilles, etc., relèvent de la même cause.

Il nous semble que chez différents sujets il y a une sorte de réaction individuelle. Chez les uns ces lésions vaso-motrices se manifestent par une main succulente, chez d'autres par une main de Morvan, chez d'autres encore par une main cheiromégalique et il faut ajouter à cela les lésions périphériques accidentelles. Nous croyons qu'il ne faut pas localiser trop exactement les centres trophiques de la moelle, car chaque fois qu'un auteur fait des conclusions précises en se basant sur une lésion bien localisée, d'autres constatent avec les mêmes localisations des faits contraires. Rossolimo, par exemple, a localisé les centres trophiques de la main dans les cornes postérieures en se basant sur la coïncidence d'un œdème et d'un abcès de la main d'une part, et de l'autre sur une lésion syringomyélique d'une corne postérieure. Déjerine et Thomas, dans un cas de syringomyélie semblable, n'ont constaté aucun trouble trophique. — La même divergence de vue se constate chez les auteurs à l'égard des centres vaso-moteurs, ainsi Pierret les localise dans le tractus intermédio-lateralis, Remak dans les cornes postérieures, et von Lenhossek et Ramon y Cajal dans la base des cornes antérieures, aussi bien en dedans près du canal central qu'en dehors; de sorte qu'en résumé ces auteurs localisent les centres vaso-moteurs dans presque toute la substance grise. Ces considérations et nos observations nous prouvent que les troubles trophiques en général et ceux des mains succulentes en particulier ne sauraient être rapportés à la lésion de tel ou tel point précis de la moelle cervico-dorsale; ils sont plutôt le résultat de tout l'ensemble des lésions médullaires. — Si nous acceptons l'idée de nerfs spécialement trophiques, dont l'activité est une condition indispensable au bon fonctionnement des tissus, pourquoi dans les doigts que nous avons examinés et où presque tout est transformé en graisse, les tendons n'ont-ils en rien

souffert ? Privés de leurs nerfs trophiques, ils devraient être
dégénérés comme les autres tissus. Si nous admettons que les
troubles trophiques sont la conséquence des troubles vaso-
moteurs, la conservation des tendons s'explique alors très bien :
l'apport du suc nutritif étant diminué, d'une part et de l'autre, étant donnée la résistance plus grande des tendons et leur
peu de besoins vitaux, ils ont pu vivre très bien dans un milieu altéré. — Nous voyons que les troubles trophiques dégénératifs ne sont pas en proportion avec les lésions de la substance grise de la moelle cervico-dorsale. Les troubles
vaso-moteurs, au contraire, étaient, croyons-nous, en proportion avec les lésions de la moelle, mais des conditions favorables ont remédié à l'altération de l'innervation des vaisseaux, ce sont la présence des gros troncs vasculaires dans la
partie supérieure du membre et une plus riche vascularisation.
— Mais d'autre part nous rappellerons l'expérience de Jou-
kowsky, citée par Remak, à propos des œdèmes des organes
périphériques, elle montre que la paralysie des nerfs vaso-
moteurs ne suffit pas pour provoquer de la perturbation dans
la circulation et par conséquent dans la nutrition des tissus ;
il faut encore des lésions des vaisseaux eux-mêmes. Dans
notre cas la diminution de la circulation a pu provoquer une
malnutrition des vaisseaux, leur épaississement, leur dégénérescence hyaline et finalement leur disparition. De sorte
qu'aux troubles d'origine purement centrale se mêlent des
lésions vasculaires nées dans l'organe périphérique qui, à leur
tour, ont provoqué d'autres lésions trophiques. La plus grande
difficulté qu'éprouve la circulation dans les vaisseaux de l'extrémité du membre a pu provoquer, avec les troubles de l'innervation vaso-motrice, les altérations des parois vasculaires
de la main et laisser relativement indemnes les gros troncs
vasculaires du reste du membre. Différentes lésions qui entrent dans le complexe de celles de la main succulente ont été
vues séparément dans d'autres affections que la syringomyélie.
Ainsi Thibierge décrit une main avec des doigts effilés et
amincis aux extrémités, dans un cas de lèpre systématisée

nerveuse, avec névrite nodulaire. Déjerine a trouvé la main à peau succulente dans trois cas de poliomyélite. Renaut a trouvé dans une main succulente, au moyen de la radiographie, de l'adipose centrale des os et d'autres lésions qui le font penser à plusieurs affections : sclérodermie, lèpre, rhumatisme déformant. Dagron a trouvé des mains succulentes dans l'hématomyélie, la poliomyélite, l'hémiplégie, la névrite périphérique et la myopathie progressive. Nous pensons avec M. Marinesco que ce ne sont pas des mains succulentes typiques telles que cet auteur les a décrites. Nous ajouterons qu'il ne faut pas confondre la main succulente avec l'œdème ; nous avons vu que la succulence de la main n'est pas due à un œdème, mais à la dégénérescence graisseuse de la peau et d'autres tissus. La main et le pied succulents (Croq, di Lutzenberger) s'établissent souvent après un ou plusieurs accidents d'œdème passager, à cette époque ce ne sont pas encore des membres succulents, mais bien des membres œdémateux. D'autre part, les œdèmes passagers ne provoquent pas toujours la main ou le pied succulents (Roth, Wiehmann in thèse de Bruhl, Remak, Strümpell, Oppenheim). Entre l'œdème qui a été vu assez souvent par ces auteurs dans la syringomyélie, et la main succulente, ainsi nommée par M. P. Marie et décrite par M. Marinesco, les rapports ne sont pas très intimes, puisque la fréquence de ces deux symptômes cliniques n'est pas égale.

OBSERVATIONS (1)

Gay...., ciseleur, âgé de 72 ans, admis dans le service de M. P. Marie, à Bicêtre.

Antécédents héréditaires. — Insignifiants.

Antécédents personnels. — Pas d'affection syphilitique ou vénérienne, pas d'alcoolisme. Les symptômes de la maladie actuelle ont débuté d'une façon insidieuse. Il paraît cependant que les troubles de motilité ont débuté presque en même temps que les troubles de la sensibilité. Déjà en 1848 il avait éprouvé de la faiblesse et la même année, portant des gamelles, il s'était brûlé sans ressentir aucune douleur. 1850, il présente des mains en griffes, symptôme qui disparaît en 1853. 1870, il se rappelle qu'il ne pouvait plus mettre la main sur la tête. Une particularité intéressante à noter dans ses antécédents: c'est qu'il avait remarqué en 1848, alors qu'il travaillait la terre, que son bras droit s'était tuméfié brusquement, tuméfaction peu douloureuse qui disparaît après trois ou quatre semaines. Mais il fut étonné en constatant à ce moment une tumeur dure ayant à peu près le volume qu'elle présente actuellement, elle occupait la partie externe de l'avant-bras et siégeait plus exactement dans la moitié supérieure du cubitus. A cause de cette hyperostose il a été traité à Troyes en Champagne par l'onguent mercuriel. Lisfranc, que le malade a vu à la Pitié, a affirmé qu'elle était de nature spécifique. Le même diagnostic a été porté par un autre chirurgien de l'Hôtel-Dieu dont le malade a oublié le nom. Toutefois Ricord, qui a eu l'occasion de voir ce malade, a affirmé qu'il s'agit d'une lésion osseuse rhumatismale ou scrofuleuse. Le malade se souvient que Ricord a été à ce point de vue très affirmatif.

Si j'ai assez longuement insisté sur l'histoire de cette affection osseuse, que le malade porte encore actuellement, c'est parce qu'elle présente,

1. Ces observations ont été publiées dans la thèse de M. Marinesco (Paris, 1897. Masson, éditeur).

ainsi que nous le verrons plus loin, une certaine importance au point de vue de sa nature.

État actuel. — Quand on regarde de près les mains de ce malade, on est surpris de l'aspect tout spécial et de l'attitude qu'offrent ces extrémités. Les mains sont en extension sur le poignet, déjetées sur le bord cubital, surtout la droite qui est très relevée et simule la main de prédicateur ; le pouce est plutôt en extension. La première phalange de l'index est en extension tandis que les deux autres sont en flexion. Cette attitude est beaucoup moins caractéristique pour les trois autres doigts de la main droite, mais on peut dire que, à mesure que l'on se rapproche du petit doigt, ces doigts ont tendance à se redresser et à se placer dans l'extension. Si par l'attitude la main droite se rapproche de celle du prédicateur, l'attitude du pouce et de l'index permet de comparer cette main à celle d'une personne qui prise le tabac.

L'attitude de la main gauche est moins caractéristique. La main et les doigts sont en extension mais elle est moins déviée vers le bord cubital et l'extension de la main sur le poignet n'est pas aussi accusée qu'à droite. L'extension du pouce est plus manifeste que celle des autres doigts. Les pouces des deux côtés présentent une conformation qui mérite d'être relevée. Les bords interne et externe du pouce ne sont plus symétriques ; tandis que le bord externe du pouce est plus uniforme et moins concave, le bord interne présente une excavation assez manifeste. On peut dire d'une manière générale que les pouces sont dirigés vers l'axe de la main.

La conformation de la main offre aussi quelques particularités importantes. Le bord cubital de la main est privé de sa musculature ; la ligne que dessine ce bord, au lieu d'être convexe comme à l'état normal, est rectiligne ou même légèrement concave. Le premier espace interosseux est aplati et par suite de l'atrophie des parties molles qui remplissent cet espace il en résulte une diminution du diamètre transverse de la main. Ainsi elle mesure du bord cubital au premier espace interdigital 10 centimètres pour la face dorsale des deux côtés. Pour la face palmaire, on a 9 centimètres à gauche et 8 centimètres à droite. Les téguments de la face dorsale sont tuméfiés d'une façon modérée, tuméfaction qui fait disparaître les dépressions occupées par les espaces interosseux, elle fait presque défaut au niveau des deux derniers métacarpiens. La saillie des tendons des extenseurs est presque invisible. La couleur de la peau est changée ; très souvent elle est rouge avec une nuance de violet. Quand il fait froid on voit sur cette face des petites taches de couleur variable qui donnent à la main un aspect marbré. En examinant de plus près, on y voit un léger réseau veineux. La pression du doigt sur la face dorsale de la main ne laisse pas de godet.

La tuméfaction des téguments se prolonge un peu vers les doigts et leur donne une apparence très caractéristique, ainsi les index, par suite de cette tuméfaction, ressemblent à des fuseaux renflés à leur base. Si on n'examinait pas avec attention, on pourrait penser que cette tuméfaction est due uniquement à des lésions osseuses de l'articulation métacarpo-phalangienne. Mais si on pince la peau à la racine des doigts, on s'aperçoit que cette tuméfaction dépend également des téguments et de l'articulation métacarpo-phalangienne. Par suite même de cette tuméfaction l'insertion des doigts ne se fait pas comme à l'état normal. Le contour de la ligne d'insertion n'est pas souple. Les doigts, pris dans leur ensemble, sont boudinés, manquent de détails.

La tuméfaction de la main empêche de voir l'aspect des muscles inter-osseux, mais l'examen électrique et l'état fonctionnel de ces muscles nous montrent qu'ils sont complètement atrophiés.

L'écartement et le rapprochement des doigts de la main gauche sont impossibles, mais ils ne sont fixés dans leur situation habituelle que par des rétractions tendineuses. On peut les rapprocher et les écarter facilement. Les mouvements de flexion et d'extension des doigts sont très limités, mais il y a à ce point de vue quelque différence à faire. Les mouvements du pouce ont tous disparu, excepté une légère extension. Les mouvements de flexion des doigts ne sont guère possibles que pour l'index et le doigt du milieu du côté droit. A gauche, tout mouvement de flexion des doigts a disparu.

La flexion et l'extension du poignet sont limités, mais l'extension est mieux conservée que la flexion. Atrophie manifeste des muscles de l'avant-bras. Les muscles de la face postérieure sont mieux conservés. Atrophie assez marquée du biceps et du triceps : mais ce dernier fonctionne encore très bien à gauche. Légère atrophie du deltoïde. L'état du grand pectoral est un peu plus difficile à apprécier par suite de l'adipose de la paroi antérieure thoracique, surtout au niveau du mamelon, ce qui donne l'apparence d'une atrophie marquée des muscles. Cependant par l'examen des mouvements dus à ce muscle et l'excitation électrique on se rend compte que cette atrophie musculaire n'est pas très considérable. A la partie supérieure de la face antérieure du thorax il existe sur la ligne médiane une excavation qui se relève sur le côté et à laquelle MM. P. Marie et Astier ont donné le nom de thorax en bateau.

Sur le bord cubital, il existe, un peu au-dessus du point de jonction de la moitié supérieure avec la moitié inférieure, une tumeur dure, incompressible, immobile, fixe sur l'os sous-jacent.

C'est cette tumeur qui a été diagnostiquée par un certain nombre de chirurgiens comme étant de nature syphilitique, diagnostic qui n'a pas été accepté par Ricord. En examinant à l'aide des rayons de Roentgen, grâce à l'obligeant concours de M. Londe, on s'aperçoit que le cubitus présente à ce niveau un aspect tout spécial. Tout d'abord on voit sur la continuité de l'os, au niveau de la tumeur, un changement de densité de la substance osseuse qui donne l'impression d'une ancienne fracture consolidée. L'os est comme étiré à ce niveau et les deux bouts sont séparés par la substance osseuse de nouvelle formation ; ils ne sont pas tout à fait sur le même axe. Sur le bord interne du cubitus il existe au-dessus et au-dessous de la région indiquée une néoformation osseuse à contour très régulier ayant la forme d'un grand segment d'ellipsoïde.

Sur le bord interne du cubitus, il existe une autre formation osseuse de forme pyramidale, dont le sommet dirigé transversalement occupe un point de l'espace interosseux plus rapproché du radius que du cubitus. Sa base est implombée sur le bord interne du cubitus. Cette hyperostose osseuse, à laquelle on peut assigner la forme d'un fuseau irrégulier, n'est autre chose à mon avis, ainsi que le montre d'une façon nette la radiographie, qu'un cal, suite d'une fracture spontanée qui est passée inaperçue. Ce qui vient à l'appui de ma manière de voir, ce n'est pas seulement la photographie au moyen des rayons Roentgen, mais aussi le fait que cette fracture a été accompagnée, ainsi qu'il résulte de l'aveu du malade, d'un œdème étendu du bras et qui a duré environ trois semaines.

Je rappellerai à ce propos que les fractures spontanées ne constituent pas une rareté au cours de la syringomyélie. Elles ont déjà été notées par plusieurs observateurs, notamment par Schultz, Bernhardt, etc... L'observation de Bernhardt présente beaucoup de ressemblance avec la nôtre. Dans son cas qui a trait à un malade âgé de 30 ans, l'extrémité supérieure du cubitus droit est légèrement hypertrophiée, et dans les mouvements on perçoit de la crépitation et quelques craquements ; cette hyperostose est due à un cal, suite d'une fracture, qui fut absolument indolore, et qui survint à la suite d'un effort que fit le malade ; elle guérit d'ailleurs en quelques semaines, après application d'un appareil plâtré.

On pourrait m'objecter cependant que le malade ne s'est pas du tout rendu compte de l'existence de la fracture ; c'est précisément ce qui arrive habituellement dans les fractures spontanées de la syringomyélie. Ce fait a déjà été noté dans une observation de Schultz. La même remarque a été faite par Roth à propos d'une fracture de la clavicule qui avait déterminé un gonflement considérable de l'épaule, et l'attention du malade a été attirée par ce dernier symptôme et non par la fracture qui n'avait pas même été remarquée.

Gav... présente la dissociation syringomyélique la plus nette, elle occupe les membres supérieurs dans leur totalité, le cou, la moitié droite de la face, le thorax en avant et en arrière, jusqu'au niveau de la 5ᵉ dorsale.

Pas de troubles sensoriels d'aucune sorte. La vue, l'ouïe et le goût sont normaux ; les pupilles réagissent bien à la lumière et à l'accommodation. Les réflexes des membres inférieurs sont exagérés. Les réflexes aux membres supérieurs sont diminués. Le malade marche facilement mais à petits pas. Il n'y a pas de signe de Romberg. Du côté des grands appareils on ne constate pas de désordres morbides; ils n'existe pas notamment de bruits anormaux du cœur, ni d'albumine.

L'examen fait par le Dr Huet, avec le courant faradique (grand chariot de Tripier, bobine fil moyen, interruptions fréquentes, méthode de Duchenne), en vue de la topographie de l'atrophie musculaire, a donné le résultat suivant.

Membre supérieur droit. — Courant faradique. Long supinateur c. m. 95. Premier radial 95. Externe commun 105. Cubital postérieur 105. Extenseur de l'index 110. Long extenseur et court extenseur du pouce 115-120. Long abducteur du pouce 105. Nerf radial 90. Les muscles dont la contraction est très évidente sous l'influence de cette excitation sont les suivants : extenseur commun, cubital postérieur, long et court extenseurs du pouce, elle existe mais plus faible pour les autres muscles. — Longue portion du triceps c. m. 100, vaste externe 90, deltoïde portion postérieure 95, deltoïde portion antérieure 110, grand pectoral 105. Biceps 120. Grand palmier 100. Fléchisseur superficiel très affaibli, à 80 pas de contraction nette, dans l'extenseur commun, même, dans l'extenseur propre de l'index, cubital antérieur et fléchisseur profond. Les muscles de l'éminence thénar (opposant et fléchisseur) ne se contractent pas même à 0, on note également la perte complète de l'excitabilité dans l'abducteur du pouce, les interosseux, les lombricaux. Les muscles de l'éminence hypothénar, pas de contraction à 0, la même chose pour les interosseux. Nerf médian à 80, contraction nette dans le fléchisseur de l'index, contraction faible dans le palmaire. Nerf cubital à 75, aucune trace de contraction dans les muscles innervés par le cubital, mais on obtient des contractions dans le fléchisseur de l'index et dans les muscles innervés par le radial.

Membre supérieur gauche. — Le nerf médian est mieux conservé, le rond pronateur répond très bien, le grand palmaire à 70, le cubital antérieur à 70, pas de fléchisseur profond. Palmaire c. m. à 115, rond pronateur 115, long supinateur 115, radiaux 110, extenseur commun 115 et 120, long abducteur du pouce 115-110, long extenseur externe 105, cubital postérieur 115, biceps 115-130, vaste externe du triceps 110-138, longue portion 105, nerf radial 38-90, éminence thénar, hypothénar, interosseux 0, nerf médian à 110, contraction des palmaires, nerf médian à 95, contraction des palmaires et du rond pronateur mais pas des autres muscles. Nerf cubital à 105-110, contraction nette dans le cubital antérieur, à 70 il n'y a pas de contraction dans les autres muscles. La sensibilité électrique à la main est abolie et le malade peut supporter à la main un courant faradique très fort sans éprouver la moindre douleur. Comme on le voit l'atrophie est très avancée dans les petits muscles de la main, dont la fonction est totalement abolie.

Gass..., employé au chemin de fer, âgé de 60 ans. Antécédents héréditaires sans intérêt ; rien également à noter dans les antécédents personnels ; pas de syphilis ni alcoolisme. La maladie actuelle a débuté il y a 23 ans par la main droite. Ce qui a attiré son attention en première ligne, c'est une parésie dans les mouvements du pouce, parésie qui ne lui permettait pas de tenir un crayon pour écrire ; aussi était-il obligé de se servir de ses deux mains, lorsqu'il voulait tracer des caractères. La main gauche n'a été prise que 2 ou 3 ans après. En 1878, il ne pouvait plus se servir de ses bras pour s'habiller, se boutonner, etc. Presque à la même époque, il a constaté des troubles caractéristiques de sensibilité. Il s'était brûlé à plusieurs reprises et même des vésicules s'étaient formées sans qu'il éprouvât la moindre douleur. En 1889, il a remarqué des troubles de la marche plus ou moins intermittents. Il lui est arrivé parfois de ne plus pouvoir marcher ; ses jambes se ployaient. Pendant l'hiver ses mains se tuméfiaient, mais il ne saurait préciser à quelle époque ce phénomène a commencé.

Le malade entré en 1876 à Bicêtre se trouve actuellement dans le service de M. P. Marie.

État actuel. — L'attitude des membres supérieurs du malade est très caractéristique. Les membres sont pendants le long du tronc et présentent une atrophie considérable. Ainsi à l'épaule on peut voir, à cause de l'atrophie très marquée de toutes les portions du deltoïde, surtout à gauche, le contour de l'articulation scapulo-humérale. L'épaule droite est abaissée. Atrophie en masse du grand pectoral (portion claviculaire), du biceps, du coraco-brachial et du triceps. Les sus- et sous-épineux sont atrophiés, peut-être à un degré plus marqué à gauche. La musculature de la face antérieure du bras est non seulement très atrophiée, mais elle est également complètement paralysée. Aussi tout mouvement de flexion du bras est impossible ; par contre, le triceps atrophié oppose une grande résistance à la flexion du bras.

A l'avant-bras, l'atrophie occupe les muscles des faces antérieure et postérieure, mais ces derniers le sont à un degré moindre. Les mains sont en extension sur le poignet. La main droite est en outre en pronation forcée. Le petit doigt surtout à gauche est écarté de l'axe de la main ; les trois doigts du milieu sont rapprochés. Les pouces, des deux côtés, sont tournés vers l'axe de la main. L'état des mouvements des membres supérieurs est le suivant. Le malade ne peut porter un objet à sa bouche. Pour manger il a recours à l'artifice suivant : il prend la cuiller entre le 3e et le 4e doigt et porte ses lèvres à la rencontre de celle-ci. Il ne peut soulever ses bras ; leur flexion est impossible. Quand on veut lui écarter les bras du tronc ils n'opposent qu'une faible résistance. Tous les mouvements de l'épaule sont abolis ; on peut imprimer à celle-ci des mouvements passifs dans toutes les directions ; on ne trouve nulle part d'ankylose. Grâce à cette laxité spéciale des articulations de l'épaule et du bras, on retrouve ici le type du bras de polichinelle. Les mouvements qui persistent à l'avant-bras consistent en un certain degré d'extension du poignet et des doigts, due surtout au cubital postérieur, et aux radiaux qui fonctionnent, bien qu'ils présentent un certain degré d'atrophie. C'est par la persistance de l'action volontaire de ce muscle et de l'extenseur du petit doigt que s'explique l'attitude très caractéristique de la main du malade ; ce qui la rapproche du type de la main du prédicateur. Chez lui, comme chez Jacq..., toute tentative de mouvement dans le membre supérieur s'accompagne de l'exagération de cette attitude permanente des extrémités. La main se d'jette encore plus vers le bord cubital. — La face dorsale de la main présente à un haut degré les particularités que j'ai décrites chez les autres malades. Les détails qui existent à l'état normal sur cette face ont disparu. Les grosses veines dorsales, et les divisions tendineuses ne se dessinent plus. La tuméfaction qui occupe cette face dorsale lui donne un aspect uniforme ; elle comble les excavations et les vides qui existent normalement. Elle élève le niveau du pli postérieur du poignet et efface la saillie, si manifeste, de la tête du cubitus. Quand la main est en extension, il existe au niveau de la tête des trois métacarpiens du milieu des fossettes très manifestes qui par leur présence sur cette surface pleine de la face dorsale donnent à la main l'aspect potelé, ce qui est plus nettement accusé à gauche qu'à droite.

Les doigts sont en forme de fuseau, ce qui résulte du gonflement des téguments au niveau de l'extrémité de la première phalange, gonflement qui simule jusqu'à un certain point une tuméfaction de l'articulation phalango-phalangienne. Il s'agit bien cependant d'une tuméfaction des téguments, parce qu'en pinçant le tégument, on s'aperçoit que l'articulation est normale. Par contre au niveau de l'articulation de la 2e avec la 3e phalange, il existe un léger étranglement et la phalangette est en extension sur la phalangine à cause de la distension des ligaments.

Les pouces sont roides, en extension et abduction. Ils ne peuvent exécuter le moindre mouvement. La peau est lisse et luisante, et comme collée à l'os au niveau de la dernière phalange. Les plis articulaires sont effacés. Comme chez les autres malades, le bord cubital de la main et le premier espace interosseux sont décharnés. Le diamètre compris entre le premier espace interosseux et le bord cubital est de 10 centimètres à la face dorsale, de 9 centimètres à la face palmaire. Ces mensurations s'appliquent aux mains des deux côtés. Les troubles de la sensibilité chez Gass... sont ceux qu'on constate dans des cas semblables ; le malade présente la dissociation syringomyélique aux membres supérieurs, à la face antérieure et postérieure du cou et du tronc, la limite inférieure de la thermo-anesthésie se trouvant au-dessous du mamelon. Il existe cependant une particularité intéressant comme topographie de la thermo-anesthésie ; en effet, au niveau de la face interne du bras, il n'y a pas de trouble de sensibilité, la topographie de cette bande normale de sensibilité est, ainsi qu'on le voit d'après le schéma suivant, celle de la 2e dorsale ; toutefois, en la comparant au schéma de Thorburne, on s'aperçoit qu'elle occupe une surface plus étendue. Gass... se plaint continuellement de sensation de froid aux mains.

Les réflexes tendineux des membres supérieurs sont abolis, le réflexe patellaire est exagéré. Le malade marche sans difficulté, pas de signe de Romberg. Il n'y a pas de troubles sensoriels. L'acuité visuelle est intacte et le champ visuel est normal. Le goût ne présente pas de modification. La percussion et l'auscultation du cœur ne font pas voir de modification dans la motilité précordiale, ou dans les bruits du cœur. Il n'existe pas de troubles qui feraient penser à une affection rénale : pas d'albumine dans l'urine. Le sphincter vésical fonctionne normalement.

(Complément de l'observation précédente fait par Mr le Dr P. Mairie en 1898, 18 février).

Atrophie très manifeste des avant-bras, les troubles vaso-moteurs commencent au niveau du quart inférieur des avant-bras. Au niveau du poignet, on ne constate aucune saillie osseuse, la transition est tout à fait invisible entre le bras, l'avant-bras et le dos de la main. Le dos de la main présente une courbe transversale absolument régulière, sans une saillie, sans une dépression. — L'extrémité des doigts n'est pas très nettement effilée, si les doigts ont un aspect un peu fuselé, cela tient surtout à l'absence de reliefs et à ce qu'ils vont progressivement en diminuant depuis la base jusqu'à l'extrémité un peu comme une asperge légèrement aplatie. Il faut noter qu'ils ne sont pas tout à fait ronds et que l'aplatissement est en partie conservé. Notamment les têtes des métacarpiens ne sont pas visibles, leur présence ne se révèle par aucune dépression. L'auriculaire s'écarte des autres doigts ; au niveau des articulations métacarpo-phalangiennes on constate l'existence de fossettes très prononcées. Le dos de la main est comme s'il était le siège d'un œdème modéré, la base des doigts est également arrondie sans aucun modelé. Les plis dorsaux entre la phalange et la phalangine sont presque entièrement comblés ; la face dorsale de la phalangine est arrondie et sans modelé. Quant à la phalangette elle présente également une disparition des plis. Il y a également des plis entre la phalangine et la phalangette.

Le pouce vu par la face dorsale. — L'extrémité libre du premier espace interosseux dorsal est un peu aplatie et indique un degré d'atrophie des muscles sous-jacents. La particularité la plus marquée pour le pouce consiste en ce que, depuis sa ligne d'origine et celle du poignet jusqu'à l'extrémité de l'ongle, il décrit une seule courbe régulière qui aurait environ 12 centimètres de rayon. Cette remarque s'applique à la ligne externe du pouce, quant à la ligne interne c'est une concavité vers le premier espace interosseux ; la direction de l'ongle est oblique et embrasse cette concavité. De plus, le pouce a suivi comme une légère torsion sur son axe, de sorte que sa face externe regarde un peu plus en arrière que normalement. Enfin il a une tendance à se mettre sur le même plan que les autres doigts.

État de la peau sur la face dorsale. — La peau est lisse, mais non brillante ; elle est tout à fait mate. Les plis normaux au niveau du dos de la main sont beaucoup moins apparents que sur une main normale, ce qui tient surtout à ce qu'ils sont extrêmement fins, car, loin de faire défaut, ils sont plutôt plus abondants que normalement. Au niveau des articulations interphalango-phalangiennes et des interphalangino-phalanginettiennes l'épiderme est un peu épaissi, granuleux (callus). Au niveau de la phalangette de tous les doigts, la peau présente un aspect beaucoup plus lisse que sur le reste de la main et des doigts, elle est même tout à fait brillante comme si elle était vernissée ; cet aspect vernissé existe également au niveau du bord interne de la phalangine.

La coloration est rouge violacé pour le dos de la main et des doigts, et d'un rose assez vif pour toutes les parties vernissées. Sur tout le dos de la main, on constate la présence de points rougeâtres un peu étoilés qui sont dus à des varicosités capillaires dont quelques-unes s'ulcèrent. — Absence complète des poils à partir de 1 ou 2 centimètres au-dessus du poignet ; c'est tout au plus si on en rencontre une douzaine d'une petitesse extrême.

Les ongles sont au premier abord à peu près normaux, quoiqu'assez fortement striés en long, puis en les examinant avec soin on voit que le bourrelet épidermique qui enserre la lunule à la partie dorsale est presque au même niveau que l'ongle. — Les ongles des pouces sont particulièrement épais, la phalangette sous-jacente est en partie atrophiée de sorte que l'ongle est presque planté au sommet du pouce. En outre, la matrice de l'ongle est sensiblement épaissie, d'environ 2 millimètres pour le pouce, et présente un aspect un peu corné. L'ongle n'est pas aplati, sa forme en gouttière est même plutôt exagérée.

La pression sur le dos de la main ne donne lieu à aucune espèce de godet. La peau peut être plissée, on s'aperçoit alors d'une atrophie très notable de celle-ci. Les mains sont froides, jamais elles ne transpirent, le malade est très affirmatif sur ce point. — Cette description a été faite sur la main gauche, la main droite est absolument pareille.

Face palmaire. — Les plis du poignet sont considérablement diminués de profondeur, presque effacés ; les saillies thénar et hypothénar ont disparu, l'intérieur de la main est tout à fait plat. Le pouce est comme piqué sur la main.

Au niveau des articulations métacarpo-phalangiennes il existe comme un coussinet transversal faisant une saillie plus marquée que normalement. Sur toutes les parties saillantes de la main et des doigts existe une coloration rose, plus marquée encore aux phalangettes. Dans toutes ces parties roses on constate l'existence de varicosités capillaires analogues à celles décrites plus haut. Les orifices des glandes sudoripares sont plus marqués que sur une main normale.

Mouvements. — Les seuls mouvements que le malade puisse faire avec la main sont les mouvements d'extension. — Quant aux mouvements de flexion il n'en existe que des restes. Comme mouvement passif, le mouvement d'extension de la main peut être poussé plus complètement que normalement. On ne peut mettre la main en flexion complète, ce qui tient à un défaut de flexibilité des articulations métacarpiennes et métacarpo-phalangiennes : cependant on peut fléchir le doigt presque complètement. La main droite peut être entraînée sur le bord cubital plus que normalement. La palpation des différentes pièces de la main donne une sensation un peu lardacée.

CONCLUSIONS

1° La nature de la lésion de la syringomyélie dans nos cas est une épendymite chronique et progressive dont le résultat est, ou la dilatation, ou l'obstruction du canal central, selon le mode de croissance de la paroi gliomateuse.

2° Les lésions syringomyéliques ont pu commencer dans le segment cervical et se propager en haut et en bas le long de la paroi du canal central ; c'est dans les segments lombaires et sacrés que les lésions semblent être le plus récentes.

3° Le processus anatomo-pathologique se caractérise par l'hypertrophie de l'épithélium du canal central, des cellules périépendymaires et de leurs prolongements fibrillaires, les cellules de l'épithélium peuvent dans leur multiplication évoluer vers les cellules névrogliques typiques ou conserver leur caractères habituel ; les différents éléments névrogliques de la substance gliomateuse peuvent proliférer indépendamment l'un de l'autre.

4° La recrudescence de la prolifération porte le caractère d'une lésion locale ; il n'y a pas de passage graduel entre différents segments ; la prolifération exubérante peut reprendre subitement au milieu des tissus en déchéance.

5° L'élément d'irritation n'est pas diffus ; il ne semble pas que cela soit une toxine imprégnant toutes les substances de la moelle ; son siège principal et primitif est l'épendyme ; c'est de là que part la propagation des phénomènes d'inflammation chronique vers la périphérie ; les manifestations de myélite chronique sont des produits locaux dus à l'intervention directe de la néoplasie gliomateuse.

6° L'extension de la néoplasie gliomateuse se fait principalement par la prolifération de ses éléments propres et peut-être secondée par l'hyperplasie des tissus interstitiels des parties contiguës de la moelle.

7° Les phénomènes de croissance et de décomposition du tissu gliomateux sont sous la dépendance des vaisseaux.

8° Les vaisseaux de la néoplasie centrale sont de néoformation et proviennent de ceux de la zone périgliomateuse, lesquels sont altérés et augmentés en nombre.

9° La prolifération vasculaire est continuelle; elle peut surpasser celle des éléments de la néoplasie centrale et la détruire; dans la zone périgliomateuse de la moelle, ils peuvent créer des foyers de myélite.

10° Les vaisseaux s'épaississent continuellement, surtout aux dépens de leur tunique externe; ils peuvent se transformer en blocs fibreux ou subir la dégénérescence hyaline.

11° La syringomyélie est une affection qui se développe parfois à la suite d'une hydromyélie congénitale.

12° On n'a constaté jusqu'ici que deux types de lésions syringomyéliques du bulbe, ce sont le foyer lacuneux médian et le foyer lacuneux latéral qu'on ne trouve d'habitude que d'un côté.

13° Les lésions bulbaires sont d'origine vasculaire, elles ne sont pas constantes. Leur localisation coïncide en apparence avec les sillons médian et latéral du plancher du VI° ventricule de l'embryon.

14° La destruction de la moitié inférieure du faisceau solitaire droit dans un de nos cas n'a pas incommodé le malade. Ce faisceau possède des fibres ascendantes et descendantes, les dernières sont beaucoup plus nombreuses que les premières.

15° L'interruption des fibres nerveuses donne naissance à des névromes.

16° Les cordons postérieurs portent des traces d'irritation locale caractérisée par la prolifération interstitielle et parenchymateuse diffuse qui leur donne l'aspect d'une transformation névromateuse. Ces foyers peuvent être en continuation avec la paroi syringomyélique ou n'avoir pas de rapports avec elle.

17° Le faisceau fondamental du cordon antéro-latéral semble se composer de deux couches, une interne, profonde, qui est exclusivement constituée par des fibres ascendantes, l'autre située immédiatement en dehors de la précédente et composé de fibres commissurales ascendantes et descendantes, à trajet court.

18° La disparition presque complète de la commissure grise postérieure dans les deux tiers inférieurs de la moelle n'a pas donné de symptômes du côté des organes périphériques correspondants,

19° Les fibres de la sensibilité thermique et douloureuse passent par les commissures grise et blanche antérieures.

20° Les fibres de la sensibilité tactile, au niveau de la moelle cervico-dorsale, ne passent pas par la substance grise mais sont logées dans les cordons postérieurs.

21° Les racines antérieures du renflement cervical sont réduites à l'état de blocs fibreux et ne conservent que de rares fibres nerveuses ; les racines postérieures sont, elles aussi, atteintes de sclérose, mais à un degré moindre,

22° Les lésions des nerfs périphériques sont secondaires aux lésions médullaires, On remarque surtout l'épaississement des gaines lamelleuses et la dégénérescence graisseuse interfasciculaire.

23° La main succulente n'est pas due à un œdème, elle est due à la dégénérescence graisseuse du derme, à l'hypoplasie vasculaire, à l'atrophie dégénérative des os et à l'atrophie des papilles de l'épiderme.

24° L'étendue des troubles trophiques dégénératifs des membres n'est pas en proportion avec celle des lésions médullaires.

25° Les troubles trophiques dégénératifs sont très probablement secondaires aux troubles vaso-moteurs qui provoquent une altération locale de la nutrition des tissus.

26° Dans les cas que nous avons étudiés il est impossible de préciser la localisation des centres vaso-moteurs dans la moelle.

27° La main succulente typique, telle que MM. Pierre Marie et Marinesco l'ont signalée, ne s'est jusqu'à ce jour rencontrée que dans la syringomyélie.

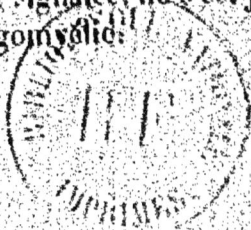

BIBLIOGRAPHIE (1)

AFFHAUSEN. — Zur Anatomie der Vorderseistenstrangreste. *Virchow's Archiv*, CXXI.

BABES et MANICATIDE. — Recherches sur la syringomyélie. *Archives des Sciences méd.*, 1896.

BREGMAN. — *Centralblatt für Chirurgie*, 1889.

BRISSAUD. — Syringomyélie à thermoanalgésie longitudinale et transversale. *Presse médicale*, 11 décembre 1901, n° 99.

BISCHORSWEDFER. — Névromes dans la syringomyélie. *Société de neurol. et Revue neurol.*, 1901.

CROQ. — La main succulente. *Congrès de neurol. de Bruxelles*, 1897.

DAGRON. — Contrib. à l'étude séméiolog. de la main succulente. *Thèse*, Bordeaux, 1898.

DÉJERINE. — Main succulente. *Société de biol.*, 12 juin 1897.

DÉJERINE et THOMAS. — Un cas de syringomyélie à type scapulo-huméral avec intégrité de la sensibilité. *Société de biol.*, juillet 1897.

GONBAULT. — Sur un cas de maladie de Morvan. *Gazette des hôp.*, 1889.

IRA VAN GIESON. — A report of case of syringomyelia... *The Journal of Nervous and Mental Disease*, 1889.

GILBERT et GARNIER. — Main succulente. *Bulletin médical*, 1897.

GRASSET. — La dissociation dite syringomyélique de la sensibilité. Montpellier, 1899.

HAUSER. — Études sur la syringomyélie. *Thèse*, Paris, 1901.

—   Les névromes intramédullaires dans la syringomyélie. *Revue neurologique*, n° 22, 1901.

HOMÉN. — Contrib. à la connaissance de la syringomyélie. Comptes rendus des traités. *Nordiskt medicinskt Arkiv*, 1894, n° 5.

HELLER. — Neurogliome. *Tageblatt des Naturforschers in Freiburg*, 1883.

---

(1) Nous ne donnons que des indications sommaires et pour les plus amples informations, nous renvoyons le lecteur au *Traité* de Grasset et *Die Syringomyelie* de Schlesinger.

Holscuewnikoff. — Ein Fall von Syringomyelie. Arch. für pathol. Anatomie u. Physiologie (Virchow), 1890.

Hoffmann (J.). — Zur Lehre v. d. Syringomyelie. Deutsche Zeitsch. für Nervenheilkunde, III Band.

Joffroy et Achard. — De la myélite cavitaire. Archives de physiol., 1887.

Joffroy (A). — Nouvelle autopsie de la maladie de Morvan. Syringomyélie. Société méd. des hôp., 1891.

Joffroy et Achard. — Archives de médecine expérim., 1895.

Klebs. — Beiträge zur Geschwulstlehre. Vierteljahrschrift f. d. praktische Heilkunde Prag., 1877, Bd. I.

Koob (P.). — Ueber ein Fall v. syringomyelie. Deutsche Zeitschrift f. Nervenheilkunde.

Kahler und Pick. — Beiträge zur Pathologie und pathol. Anat. d. Ruckenmarks. Leipzig, 1874.

Kahler. — Ueber die Diagnose der Syringomyelie. Prager med. Wochenschrift, 1888.

Knetz. — Société de médecine de Vienne, 1890.

— Ueber ein Fall v. Syringomyelie. Wiener klin. Wochens., 1890.

Lutzenberger (A. di). — Gliomatosi spinale. Riforma medica, 1898.

— Sulla Gliomatosi spinali. Napoli, 1898.

Mixor (L.). — Zur Lehre v. d. Syringomyelie. Zeitschrift f. klin. Medicin, Bd. III.

— Observation clinique d'hématomyélie centrale. Archiv f. Psychiatrie, 1898.

Marinesco (G.). — Main succulente ; atrophie musculaire. Thèse, Paris, 1897.

— et O. van der Stricht. — Un cas d'hématomyélie spontanée. Annales de la Société de méd. de Gand, 1894.

Oppenheim. — Atypische Formen der Gliosis spinalis. Arch. f. Psychiatrie, Bd. XXV.

— Krankenvorstellung... Neurol. Centralblatt, 1884.

Patoir (J.) et Raviart (G.). — Gliomes et formation cavitaire de la moelle. Neuro-fibromes radiculaires. Névrite des sciatiques. Arch. de médecine expériment. et d'anal. pathol., 1901.

Philippe (Cl.) et Obertür. — Syringomyélie cavitaire et syring. pachyméningitique. Société neurol., 1900.

Pick (A.). — Beiträge z. Lehre d. Höhlenbildungen.. Arch. f. Psychiatrie, Bd. XXXI.

Roth (W.). — Contrib. à l'étude symptomatologique de la gliomatose médullaire. Archives de neurol., 1887-1888.

Renault. — Neurogliome. Gazette médicale de Paris, 1884.

Rosenthal (M.). — De la douleur dans la syringomyélie. *Thèse,* Paris, 1893.

Remak. — Œdème myélopathique. *Société méd. de Berlin,* septembre 1889.

— Œdem der Oberextremitäten auf spinales Basis. *Berlin. klin. Wochenschrift,* 1889.

Renaut. — Radiographie d'; la main succulente. *Acad. de médecine,* 1897.

Robertson (W. F.). — De l'histologie normale et pathol. de la névroglie. *Journal of mental Sciences,* octobre 1897.

Schlesinger (H.). — Die Syringomyelie. Leipzig u. Wien, 1895.

— Ueb. Hinterstrangveränderungen b. Syringom. *Arbeiten aus dem Institut.* H. Obersteiner, 1895.

— Ueb. Spaltbildung u. über die anat. Bulbärläsionen b. Syringomyelie. *Ibidem.*

— Pathogenese u. Anatomie d. Syringomyelie. C. R. du Congrès internat. de Moscou, 1897.

Schultze. — Klinisches und Anatomisches über Syringomyelie. *Zeit. für klin. Medicin,* Bd. XIII.

— Die Pathogenese der Syringomyelie. C. R. du Congrès internat. de Moscou, 1897.

Schützer. — Névromes. *Vesterr. Jahrb.,* VI.

Schiff (A.). — Auf ein Vorderhorn beschrenktes Sarcom. *Arbeiten aus den Institut.* Obersteiner. II Heft.

Singer (G.). — Un cas de maladie de Morvan. *Club médical de Vienne,* 1894.

Strauu. — *Deutsches Archiv f. klin. Medicin,* Bd. LIV.

Tinierge. — Un cas de lèpre systématisée. *Société méd. des hôp.,* 1891.

Vierlet. — Troubles oculo-pupillaires dans un cas de syringomyélie unilatérale. *Société ophthalmologique,* mai 1895.

Wihmann. — De la formation des tumeurs. In *Thèse de* Brünl. Tübingen, 1887.

Zenoni. — Une forme rare de syringomyélie vasculaire. *Il Morgani,* 1900, n° 5.

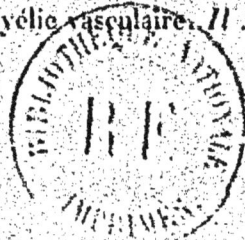

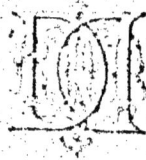

CHARTRES. — IMPRIMERIE DURAND, RUE FULBERT

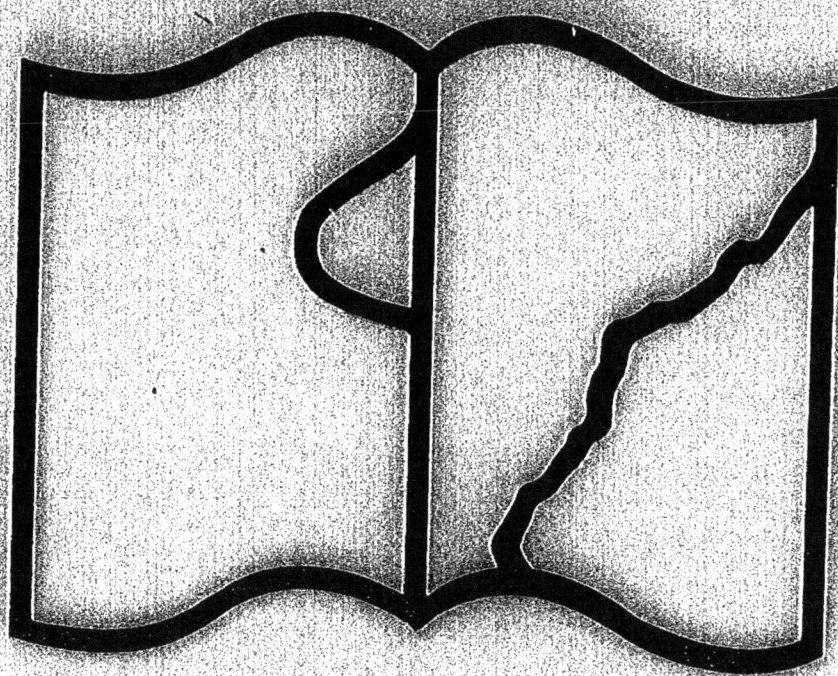

Texte détérioré — reliure défectueuse

NF Z 43-120-11

www.ingramcontent.com/pod-product-compliance
Lightning Source LLC
Chambersburg PA
CBHW071517200326
41519CB00019B/5969